Gray
Das Darmheilungsbuch

W0233194

Der Autor

Robert Gray, geboren 1946 in Oakland, Kalifornien, studierte an der Universität Berkeley Mathematik und Physik. Schon während des Studiums interessierte er sich für ganzheitliche Ernährung. 1975 gründete er das »Food for Health Institute« in San Francisco, Kalifornien. Er gehörte der amerikanischen Vereinigung von Ernährungsberatern an sowie der staatlich anerkannten Vereinigung für Naturheilkunde. Als Direktor des »Food for Health Institute« veröffentlichte er in den Bereichen Ernährungsberatung und Naturheilkunde. Er entwickelte innovative Wege zur Gesundheitsvorsorge. Seine Beiträge haben ihn in den USA als Heilkundigen bekannt gemacht. Robert Gray starb im August 1990 an den Folgen eines Verkehrsunfalls.

Robert Gray

Das Darm-
heilungsbuch

Gesundheit durch Kolon-Sanierung

Aus dem Amerikanischen
von Wolfgang Höhn

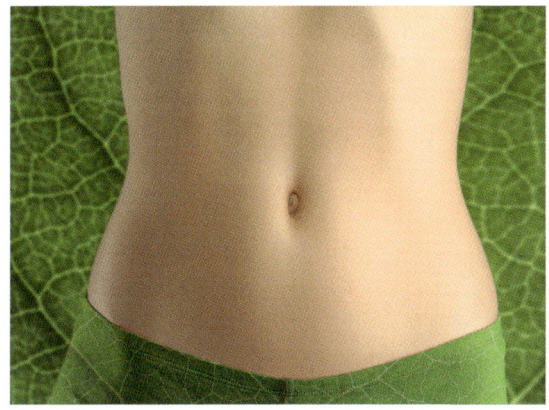

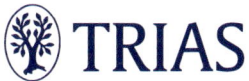

SPECIAL

Zur Neuausgabe dieses Buches

»Das Darm-Heilungsbuch« von Robert Gray kam im Jahr 1981 zeitgleich mit den von ihm entwickelten Darmreinigungsprodukten auf den Markt. Nachdem Robert Gray im Jahr 1990 an den Folgen eines Verkehrsunfalls verstorben war, übernahmen sein Bruder Ernest Gray und dessen Ehefrau Caroline Gray die weitere Betreuung des Buches sowie – zusammen mit einem internen Medizinerteam – die laufende Überprüfung und in sehr verhaltenem Umfang die Weiterentwicklung der zum Darmreinigungsprogramm gehörenden Produkte.

Die Neuauflage entstand unter Mithilfe der Familie Döring, die vielfältige Erfahrungen in der praktischen Anwendung mit diesem Programm gesammelt hat und die den Text kritisch durchgeschaut und aktualisiert hat.

Wichtige Kontaktadressen und Bestellmöglichkeiten finden Sie im Anhang auf Seite 144.

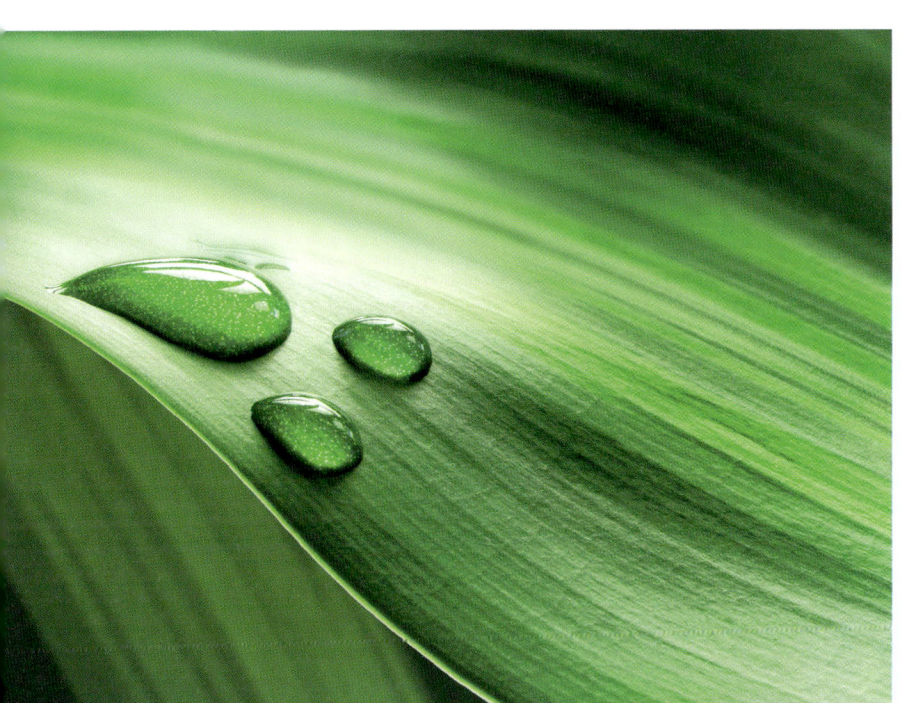

Was ist nur mit meiner Verdauung los?

Warum jeder von uns unter Verstop-
fung leidet, ohne es zu merken. Eine
Einführung in die Funktionsweise des
Darms und in die Grundlagen der Kolon-
Sanierung.

Verstopfung

Nahezu jeder Mensch in der modernen Gesellschaft leidet unter Verstopfung (Konstipation, Obstipation). Ja, sie sind tatsächlich verstopft, ob die Betroffenen es nun wissen oder nicht. Sie sind verstopft, auch wenn sie jeden Tag regelmäßig Stuhlgang haben. Sogar Menschen mit chronischem Durchfall leiden unter einer Art von Verstopfung.

Um diese Behauptung zu verstehen, sollten wir die Bedeutung des Wortes »Konstipation« betrachten: Seine lateinische Wurzel ist »constipare«, und das bedeutet »zusammendrängen, -stopfen«. Daher beschreibt Konstipation einen Zustand, in dem der Stuhl zusammengepresst ist.

Beide Arten von Konstipation – übermäßig zusammengepresst oder alter, verhärteter Kot an den Dickdarmwänden haftend – sind in der modernen Welt so weit verbreitet, dass kaum jemand sie als unnatürlich betrachtet. Wie wir noch sehen werden, gilt Stuhlträgheit im Allgemeinen als normaler Stuhlgang, und nur wenige Menschen haben eine dunkle Ahnung davon, wie viel alter, verhärteter Kot ständig in ihrem Körper lagert.

WISSEN

Es gibt zwei Arten von Verstopfung

Bei der ersten sind die ausgeschiedenen Exkremente übermäßig zusammengepresst; bei der zweiten haftet alter, verhärteter Kot an den Dickdarmwänden und wird nicht mit dem normalen Stuhlgang ausgeschieden.

Wie es zu Verstopfung kommt

Betrachten wir die Funktion des Dickdarms: Aus dem Dünndarm gelangen die Rückstände der verdauten Nahrung in flüssiger Form in den Dickdarm (Kolon). Durch Muskelkontraktionen längs des Dickdarms (Peristaltik) wird der Darminhalt in Richtung Mastdarm (Rektum) transportiert. Gleichzeitig sind die Dickdarmwände ständig dabei, dem Darminhalt Feuchtigkeit zu entziehen und Abfallstoffe aus dem Körper in den Dickdarm abzugeben. Je länger diese Rückstände im Kolon verweilen, desto mehr Feuchtigkeit wird daraus absorbiert, und desto trockener und zusammengepresster werden sie sein. Bei einer Darmentleerung (Stuhlgang) pressen große, kraftvolle Muskelkontraktionen, die sogenannten Massen- oder Rollbewegungen, den Inhalt des unteren Kolons und des Mastdarms durch den After.

Die flüssige Masse, aus der der Stuhl (Fäzes) gebildet wird, kann in ihrer Konsistenz entweder dünnflüssig-wässrig oder schleimig sein. Eine schleimige Masse wird durch die peristaltischen Bewegungen des Dickdarms langsamer befördert als wässriger Kot. Daher ist die Passagezeit einer schleimigen Masse durch den Dickdarm länger. Weil sie länger im Kolon verweilt, wird ihr mehr Feuchtigkeit entzogen, und sie wird so stärker komprimiert.

Wenn aus einer schleimigen Masse im Kolon Feuchtigkeit absorbiert wird, wird diese zähflüssig. Bei weiterem Wasserentzug wird die Masse klebrig und bleibt bei ihrer Passage durch das Kolon als klebrige Schicht an den Dickdarmwänden haften. Wenn sich Schicht auf Schicht von klebrigem Kot im Dickdarm ablagert, bildet sich oft eine zähe, gummiartige, nahezu schwarze Substanz. Alter Kot kann sich auch in Taschen sammeln; außerdem kann er die Wände des Dickdarms und auch diejenigen des Dünndarms in ihrer ganzen Länge überziehen. Da er beim normalen Stuhlgang nicht ausgeschieden wird, bedarf es besonderer Verfahren, um die klebrigen Substanzen aufzulösen, die den Kot im Darm festhalten.

9

Mukoide und nicht mukoide Stühle

Die mukoide[1] Konsistenz des Dickdarminhalts wird durch die Anwesenheit von schleimartigen Substanzen in einem normalerweise
wässrigen Medium verursacht.

wichtig

In diesem Buch bezeichne ich einen Stuhl, der aus schleimartigen
Substanzen geformt wird, als einen »mukoiden Stuhl« und einen
Stuhl ohne solche Substanzen als einen »nicht mukoiden Stuhl«.

Da nicht mukoides Material den Darm schneller passiert als mukoides, kommt es im Allgemeinen täglich zu zwei- bis dreimaligem
Stuhlgang, wenn die Eingeweide und der Dickdarm sich in einem
nicht mukoiden Zustand befinden. Dabei ist die täglich ausgeschie-
dene Gesamtmenge des Stuhls wesentlich größer als bei mukoiden
Stühlen, denn der Kot enthält in diesem Fall viel mehr Flüssigkeit und
ist dementsprechend weniger zusammengepresst. Da die Exkremente nicht klebrig sind, geht ein nicht mukoider Stuhl sehr leicht ab.
Nachdem man sich aufs Klo gesetzt hat, scheint die gesamte Masse
eines nicht mukoiden Darminhalts gewöhnlich in wenigen Sekunden
einfach aus dem Körper herauszufallen. Ein normaler, nicht mukoider
Stuhl ist weder dünnflüssig noch breiig. Der Stuhl ist voll geformt,
wenn er ausgeschieden wird. Da ihm aber die Klebrigkeit fehlt, die
ihn zusammenhält, beginnt er möglicherweise zu zerfallen, sobald er
in ruhigem Wasser liegt. Ein nicht mukoider Stuhl wird stets in kleine
Stückchen zerbrechen, sobald er etwas in Bewegung gerät, wie zum
Beispiel bei Betätigung der Wasserspülung.

Da die Passage mukoider Substanzen durch den Körper länger dauert,
hat man bei mukoiden Stühlen gewöhnlich nicht mehr als einmal täg-

---

[1] »Schleimig, schleimartig, schleimbildend«; abgeleitet vom Lateinischen
»mucus« (= Schleim).

lich Stuhlgang. Ein mukoider Stuhl sieht normalerweise so aus, als sei er aus zusammengepressten Klumpen geformt. Je verschleimter der Kot ist, desto klebriger wird er sein; und es braucht deshalb mehr Zeit und Mühe, um ihn auszuscheiden. Ein mukoider Stuhl zerfällt vielleicht nur dann in Brocken, wenn die Spülung betätigt wird. Ein leicht mukoider Stuhl enthält nur einen geringen Anteil an schleimartigen Substanzen. In diesem Fall hat man gewöhnlich ein- bis zweimal täglich Stuhlgang. Leicht mukoide Stühle sehen niemals so aus, als seien sie aus zusammengepressten Stücken oder Klumpen geformt. Bei leicht mukoidem Kot braucht es nur wenig oder keinen Druck, um ihn auszuscheiden. Wird die Spülung betätigt, so wird er teilweise, aber nicht vollständig zerbröckeln. Um den Gehalt an mukoidem Material im Stuhl zu beurteilen, gilt, dass die Stühle deutlich geformt sein sollten, wenn sie ausgeschieden werden. Breiige Stühle werden stets zerfallen, wenn die Spülung gezogen wird, selbst wenn schleimartige Stoffe vorhanden sind. Denn es ist ihnen nicht so viel Wasser entzogen worden, dass die schleimartigen Substanzen klebrig werden könnten. Vor diesem Hintergrund versteht man die Aussage, dass heutzutage fast jeder unter Verstopfung (Darmträgheit) leidet.

Die meisten Menschen können sich nicht daran erinnern, jemals einen nicht mukoiden Stuhlgang gehabt zu haben, und sie fänden es wohl seltsam, wenn einer bei ihnen aufträte. Die Verdauungsfunktionen gelten im Allgemeinen als zufriedenstellend, wenn man täglich einmal Stuhlgang hat und dieser innerhalb von zehn Minuten ausgeschieden wird. Doch wenn die Entleerung bei Ihnen zehn Minuten dauert, heißt das in Wirklichkeit, dass Sie an Verstopfung leiden! Der Kot ist in diesem Fall wahrscheinlich von klebriger, schleimartiger Konsistenz und hat bei seiner Passage durch den Dickdarm dort eine oder mehrere Schichten von Rückständen zurückgelassen. Eine Darmentleerung (Defäkation), die mehrere Minuten dauert, kann auch damit zusammenhängen, dass sich viel alter Kot im Kolon angesammelt hat. Diese Exkremente können die volle Funktion des Dickdarms behindern und die Passage frischen Kots erschweren.

Abführmittel sind keine Lösung

Abführmittel (Laxativa) regen vor allem die Darmmotorik an. Die Wirkung der meisten dieser Mittel beruht darauf, dass sie den Dickdarm reizen und dadurch den Stuhlgang anregen, bis das Abführmittel zusammen mit allen Substanzen, die sich frei im Darm bewegen können, ausgeschieden ist. Dabei zeigt sich jedoch kein besonderer Impuls, irgendetwas auszuscheiden, das älter als das Abführmittel selbst ist. Ein Abführmittel verhilft nicht dazu, das im Kolon stagnierende Material so weit zu lockern, dass es ausgeschieden werden kann.

wichtig

Abführmittel tragen nicht wirklich zur Dickdarmreinigung bei. Sobald das Abführmittel den Dickdarm passiert hat, wird der Stuhlgang genauso träge sein wie eh und je.

Mit anderen Worten, nichts ist geschehen, um die Ablagerungen alten Kotes im Kolon zu entfernen. Dabei ist es gerade diese Ansammlung von stagnierendem Material an den Dickdarmwänden, die der wirkungsvollen Dickdarmfunktion im Wege steht; und dieser Umstand führt wiederum dazu, dass wir Abführmittel nehmen wollen. Die einzige dauerhafte Wirkung von Laxativa ist bisher nur die, dass sie den Dickdarm durch Reizung und Überstimulierung schwächen und den Organismus von ihrem Gebrauch abhängig machen.

Um der stagnierenden chronischen Verstopfung im Kolon abzuhelfen, unter der fast jeder ständig zu leiden hat, braucht es etwas ganz anderes als Abführmittel: etwas, das den vorhandenen alten Kot aufweicht und lockert, sodass er schließlich ausgeschieden werden kann. Ein solches Verfahren gilt als Darmreinigung; es bildet den Schlüssel nicht nur zur Kolon-Sanierung, sondern auch zu weitreichenden gesundheitlichen Wirkungen auf den gesamten Organismus.

Chronischer Durchfall

Es gibt Leute mit chronischem Durchfall, die sich nicht für verstopft halten, weil sie mehrmals täglich Stuhlgang haben. Natürlich ist der tägliche Stuhlgang bei ihnen nicht konstipiert. Aber lassen Sie uns die Ursache ihres chronischen Durchfalls betrachten: Chronischer Durchfall lässt sich am häufigsten auf eine Reizung des Kolons zurückführen. Solange diese störenden Einflüsse andauern, versucht der Dickdarm, sie loszuwerden, indem er sich zu wiederholten Malen von allem entleert, was sich hinausschaffen lässt. Bei chronischem Durchfall ist die Anhäufung von schleimartigen Substanzen, die manchmal noch voller schädlicher Bakterien oder gar Schmarotzer sind, im Allgemeinen von solcher Menge und Art, dass sie den Dickdarm aktiv reizt. In diesem Fall haftet die Ursache der Reizung an den Dickdarmwänden und kann nicht ausgeschieden werden. Das führt zu chronischem Durchfall. Diese Art von Durchfall spricht oft in bemerkenswerter Weise auf ein effektives Kolon-Sanierungsprogramm an.

Darmparasiten

In diesen Zusammenhang gehört auch das Problem der Darmparasiten. Denn chronischer Durchfall wird oft durch die Anwesenheit von Würmern im Organismus verursacht. Da Schmarotzer im Körperinnern in kotigem Milieu gedeihen, siedeln sich zahlreiche Wurmarten in den alten Kotschichten an den Wänden des Verdauungskanals an. Wenn solch stagnierendes Material, in das sie sich einnisten können, nicht vorhanden ist, sind die meisten inneren Parasiten nicht in der Lage, im Körper Fuß zu fassen. Wenn es zur Entfernung des alten, verwesten, zerfallenden schleimartigen Materials kommt, werden die Schmarotzer ebenfalls hinausgespült.

Kontrolle der Mukoidbildung

Auf den folgenden Seiten wollen wir Ihnen zeigen, wie sich die schleimbildenden Einflüsse, denen Ihr Körper ausgesetzt ist, kontrollieren lassen und wie man Heilkräuter und andere antimukoide Verfahren einsetzen kann, um ihre Auswirkungen auf den Organismus abzuschwächen. Sobald Sie das gelernt haben, sind Sie in der Lage, für sich selbst direkt zu überprüfen, ob die Aussagen des Autors stimmen oder nicht. Sie werden zum Beispiel Folgendes herausfinden: Je größer das Übergewicht antimukoider Einflüsse gegenüber schleimbildenden Einflüssen an einem Tag ist, desto weniger schleimhaltig wird Ihr Stuhlgang zu bestimmten Zeiten an den nächsten drei Tagen sein. Das heißt, es zeigt sich eine Tendenz zu häufigerem Stuhlgang, schnellerer Entleerung und geringerer Anspannung bei der Ausscheidung; der Stuhl sieht weniger zusammengepresst aus und zerbröckelt auch eher, wenn die Spülung betätigt wird. Im Gegensatz dazu gilt: Je größer das Übergewicht an schleimbildenden Substanzen gegenüber antimukoiden Einflüssen an einem bestimmten Tag ist, desto schleimhaltiger werden Ihre Stühle an den nächsten drei Tagen sein. In diesem Fall zeigt sich eine Tendenz zu weniger häufigem Stuhlgang, langsamerer Entleerung und größerer Anspannung bei der Ausscheidung; der Stuhl sieht stärker zusammengepresst aus und zerbröckelt nicht so leicht, wenn man die Spülung zieht.

Wie wir sehen werden, gibt es zahlreiche mukoidbildende Einflüsse, denen Sie und praktisch jedes andere Mitglied der modernen Gesellschaft während des ganzen Lebens ausgesetzt sind. Deshalb ist Ihr Dickdarm vollgestopft mit altem, verhärtetem Kot, der sich während Ihres ganzen Lebens dort angehäuft hat.

Im folgenden Kapitel werde ich erklären, wie diese Anhäufung von stagnierendem Kot in Ihrem Körper der Gesundheit in mehrfacher und entscheidender Weise entgegenwirkt.

Die Reinigung von Verdauungs- und Lymphsystem

Sie werden niemals strahlende Gesundheit erlangen, solange all der alte, verhärtete Kot in Ihrem Körper nicht aufgelöst und ausgeschieden wurde. Um wirklich ganz gesund zu werden, müssen Sie dafür sorgen, dass die stagnierenden mukoiden Substanzen vollständig aus Ihrem Darm entfernt werden. Hier erfahren Sie, wie Sie sowohl den Dickdarm als auch das gesamte Verdauungssystem nachhaltig reinigen können.

Mukoide Substanzen gibt es im gesamten Verdauungs- oder Magen-Darm-Trakt, der sich von der Speiseröhre (Ösophagus) bis zum After (Anus) erstreckt. Obwohl sich alte mukoide Substanzen in erster Linie im Dickdarm ansammeln, können diese sich auch an den Wänden von Magen und Dünndarm ablagern. Bei der Reinigung des Verdauungstrakts mit meinem Programm wird nicht nur der Dickdarm, sondern das gesamte Verdauungssystem saniert.

Wir haben gesehen, wie ein toxischer (vergifteter) Dickdarm sowohl zu chronischer Verstopfung als auch zu chronischem Durchfall führen und wie hilfreich eine Dickdarmreinigung in diesem Fall sein kann. Lassen Sie uns nun einige der vielen nützlichen Wirkungen erforschen, die die Reinigung des Verdauungskanals auf den Organismus haben kann.

Anatomische Varianten des Dickdarms

Die Ansammlung von altem Kot im Dickdarm kann dazu führen, dass der Darm und manchmal auch die damit zusammenhängenden Gewebe gedehnt und in verschiedenartiger Weise deformiert werden. Der Dickdarm besteht aus einer Aneinanderreihung von wulstförmigen, sackartigen Abschnitten. Bei der Geburt haben diese Säckchen einen relativ einheitlichen Querschnitt und sind gleichmäßig angeordnet: zunächst als aufsteigender Dickdarm, der auf der rechten Seite des Unterleibs bis zu einem Punkt in Lebernähe führt, dann als Querkolon, das sich bis zur linken Rückseite des Magens nahe der Bauchspeicheldrüse erstreckt, danach als absteigender Dickdarm, der auf der linken Seite der Bauchhöhle nach unten führt, weiter als Sigmaschleife, in der sich der Dickdarm zur Körpermitte dreht, und zuletzt als Mastdarm (Rektum), der den Dickdarm mit dem After verbindet.

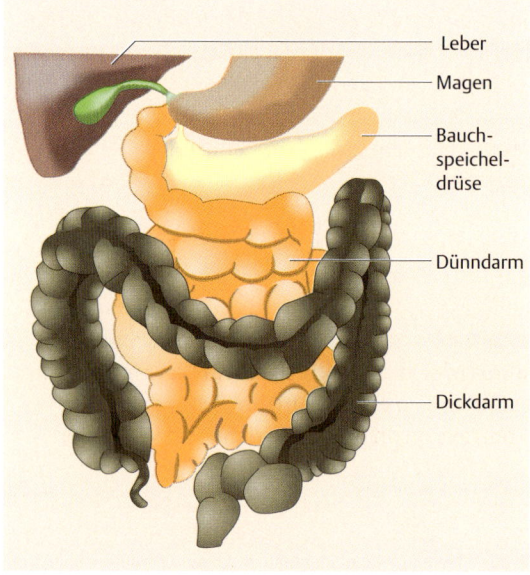

Leber

Magen

Bauch-
speichel-
drüse

Dünndarm

Dickdarm

◀ Der Verdauungs-
trakt.

Röntgenaufnahmen zeigen ganz eindeutig, dass ein mit altem Kot vollgestopfter Dickdarm stark deformiert wird, und das betrifft sowohl seine ursprüngliche Form als auch seine Position. Weil heutzutage praktisch bei jedem von uns Anhäufungen von altem Kot im Dickdarm vorkommen, sind mechanische Abnormitäten ebenfalls allgemein verbreitet.

wichtig

In einem gedehnten Kolon kann sich so viel alter Kot angesammelt haben, dass eine Darmtasche einen drei- bis viermal größeren Durchmesser als im Normalzustand hat und in der Mitte nur noch ein enger Kanal frei bleibt, durch den der Darminhalt fließen kann.

Ein stark überdehnter Dickdarm kann so viel Druck im Unterleib erzeugen, dass Teile des Magen-Darm-Kanals an bestimmten Stellen durch die Bauchwand quellen. Dieses Vortreten der Eingeweide wird als »Bruch« (Hernie) bezeichnet. Bei einem Zwerchfellbruch (Hiatushernie) dringen Teile des Magens oder anderer Bauchorgane durch die Öffnung im Zwerchfell, durch die die Speiseröhre führt. Bei einem Leistenbruch kann man die hervorquellenden Eingeweide als Klumpen in der Leistengegend erkennen. Diese beiden Arten von Bruch können beträchtliche Schmerzen und Beschwerden verursachen. Hier kann eine Kolon-Reinigung wesentlich dazu beitragen, den Druck im Unterleib zu verringern und dem Organismus so die Selbstheilung zu ermöglichen.

Bei einem kollabierten Dickdarm sind ein oder zwei Darmabschnitte mangels Muskeltonus in sich zusammengesackt. Bei einem spastischen Dickdarm befinden sich ein oder mehrere Abschnitte im Zustand ständiger Kontraktion. In diesen beiden Fällen kann der Durchmesser des Kolons auf ein Drittel des normalen Maßes oder weniger reduziert sein. Bei einem durchhängenden Dickdarm hängt das Querkolon schlaff herab. In vielen Fällen geht der Prolaps (Vorfall) so weit, dass ein Druck auf Blase, Uterus oder Prostata entsteht und das wiederum zu Beschwerden in einem oder mehreren von diesen Organen führt.

Ein überlanger Dickdarm (Colon elongatum) ist so sehr gedehnt worden, dass Abschnitte sich zurückfalten und Schlingen bilden können. Das führt zu starken Behinderungen für die Passage des Darminhalts und beschleunigt die Anhäufung von altem Kot.

Bei Divertikulitis entstehen in der Darmwand kleine, erbsengroße Ausstülpungen oder Divertikel, die sich dann entzünden. Bei Divertikulose finden sich zahlreiche Divertikel im Kolon.

Hämorriden sind Schwellungen, die durch Krampfadern am After entstehen. Gewöhnlich verschlimmern sie sich schnell, wenn man beim Stuhlgang auch nur etwas stärker presst. Um Hämorriden auf Dauer zu heilen, ist es zuerst notwendig, bei der Verdauung an einen Punkt zu gelangen, wo man ständig nicht mukoide Stühle ausscheidet, die den Körper leicht und ohne Pressen verlassen. Zweitens muss man sich an eine bestimmte Art von Ernährung halten, damit die stagnierende Toxizität (Vergiftungsgrad) in den Krampfadern reduziert wird.

Alle mechanischen Abnormitäten des Dickdarms und damit zusammenhängender Körperstrukturen – wie gedehnter Dickdarm, Bruch, zusammengebrochener Dickdarm, spastischer Dickdarm, Dickdarm-

WISSEN

Die Dickdarmreinigung

Selbst wenn der Dickdarm einmal gereinigt ist, bedarf es einer richtigen Ernährung und vieler Jahre, bis er wieder seine ursprüngliche Form, Position und Muskelspannung erlangt hat. In vielen Fällen kann eine Kolon-Reinigung allein schon ausreichen, um die durch mechanische Abnormitäten verursachten störenden Symptome zu beseitigen.

vorfall, überdehnter Dickdarm, Divertikulitis, Divertikulose und Hämorriden – beginnen mit einem toxischen Zustand im Kolon. Wenn wir natürliche Mittel einsetzen, um den Körper bei der Überwindung dieser Beschwerden zu unterstützen, bildet die Dickdarmreinigung den ersten und wichtigsten Schritt.

Resorption von Nährstoffen

Selbst bei ausreichender Nahrungszufuhr kann die Ablagerung von mukoiden Substanzen an den Dünndarmwänden die Resorption (Aufnahme) von Nährstoffen behindern. Die davon am meisten betroffenen Nährstoffe sind die Makromoleküle von Proteinen (Aminosäuren), Vitaminen und Enzymen. In diesem Fall kann es vorkommen, dass sich bei Personen, die ihre Nahrung mit konzentrierten Proteinen, Vitaminen und Enzymen ergänzen, zunächst eine Besserung im körperlichen Wohlbefinden einstellt. Diese Besserung ist jedoch im Allgemeinen nur von relativ kurzer Dauer, weil alle im Handel befindlichen Proteinpräparate, außer Spirulina (Plankton) und Hefeprodukten, hochgradig schleimbildend sind. Die Zunahme mukoider Substanzen führt sehr bald dazu, dass sich die Ablagerungen im Verdauungstrakt verdicken. Dadurch verschlechtert sich wiederum die Resorption von Nährstoffen, sodass die Betroffenen ihre ergänzende Zufuhr vergrößern müssen, schon allein um ihre gesundheitliche Verfassung auf demselben Stand zu halten. Wenn man so die Proteinzufuhr kontinuierlich erhöht, wird die Verdauung immer stärker belastet, und das kann schließlich zu einer Schwächung der Verdauungsfunktionen führen.

Dieser Teufelskreis kann durchbrochen werden, indem man die richtigen Maßnahmen ergreift: Entfernen Sie die Ablagerungen im Verdauungskanal, und der Körper kann wieder funktionieren, indem er ausschließlich Nährstoffe aus vollwertiger Nahrung verwertet.

19

Die Verbesserung der Resorption ist weitaus wirksamer als die Einnahme aller bekannten Nährstoffe in Tablettenform. Heute kennen wir etwa sechzig (essenzielle) Nährstoffe, die für die Ernährung des Menschen notwendig sind. Man hat nachgewiesen, dass eine Form der Ernährung, die ausschließlich aus üppigen Portionen von allen derzeit bekannten Nährstoffen besteht, die Gesundheit nicht erhalten kann. Der Grund dafür ist, dass vollwertige Nahrung zahlreiche wertvolle Nährstoffe enthält, die im Labor noch nicht entdeckt und isoliert werden konnten. Durch Zufuhr von Zusatzpräparaten vermag der Organismus nur einen Bruchteil dessen zu verwerten, was er zur Bewahrung der Gesundheit benötigt.

wichtig

Durch Reinigung des Magen-Darm-Traktes und die dadurch bewirkte Verbesserung der Resorption wird es möglich, den vollen Nutzen des gesamten Nährstoffspektrums, den uns die Natur in Form von vollwertiger Nahrung schenkt, zu genießen.

Für eine Person, die das hier dargestellte Darmsanierungsprogramm durchgeführt hat, ist es ganz normal, dass sie danach mit leichterer, besser verdaulicher Nahrung und kleineren Portionen auskommt und sich dabei doch zufriedener fühlt als zuvor.

Rückvergiftung (Autointoxikation)

Als Rückvergiftung oder (intestinale) Autointoxikation bezeichnet man diejenigen Vorgänge, durch die der Körper sich tatsächlich selbst vergiftet, wenn der Dickdarm sich in ein Depot von verwesendem Material verwandelt hat. Diese »innere Jauchegrube« kann eine ebenso hohe Konzentration schädlicher Bakterien wie die Grube unter dem Abort aufweisen. Die darin durch die Zerfallsvorgänge freigesetzten Giftstoffe gelangen über den Blutkreislauf in alle Körperteile. Da jede Körperzelle dadurch betroffen wird, kommt es zur Entstehung von vielerlei Krankheiten. Weil diese Rückvergiftungsvorgänge den ganzen Organismus schwächen, können sie zur Ursache für fast jede Krankheit werden.

Fäulnisbildung (Putrefaktion)

Die Ursache der Selbstvergiftung sind Fäulnisvorgänge in den Eingeweiden. Mit Fäulnisbildung bezeichnet man Zersetzungsvorgänge, bei denen übel riechende Gase und Giftstoffe erzeugt werden. Im Idealzustand sollte es im Körper kaum oder gar nicht zu solchen Fäulnis- und Verwesungsprozessen kommen.

wichtig

Der tägliche Stuhlgang sollte also kaum oder überhaupt nicht von üblen Gerüchen begleitet und der Verdauungstrakt frei von stagnierenden, verwesenden Substanzen sein.

Die Menge an Fäulnisprodukten hängt ab von der Verweildauer der im Körper verfaulenden Nahrung, von der Wirksamkeit der Verdauungsvorgänge und von der Art der Nahrung, die der Fäulnisbildung ausgesetzt ist. Die Verweildauer der Nahrung im Körper ist von zwei Faktoren abhängig: der Stagnation und der Passagezeit.

Stagnation

Mit Stagnation bezeichnet man die Unfähigkeit des im Verdauungskanal befindlichen Materials, seine Bewegung bis zur Ausscheidung durch den After fortzusetzen. Wenn solches Material im Magen-Darm-Trakt stagniert, kann es wochenlang weiter verwesen und Giftstoffe freisetzen. Zur Stagnation kommt es vor allem im Dickdarm, und dort trägt sie am meisten zu den intestinalen Fäulnisprozessen und der daraus resultierenden Rückvergiftung bei.

wichtig

Das Hauptziel der Darmreinigung besteht darin, alles stagnierende Material aus dem Kolon und dem gesamten Verdauungssystem zu entfernen, um so die Fäulnis- und Selbstvergiftungsvorgänge deutlich zu reduzieren.

Bei den im Verdauungstrakt stagnierenden Substanzen lassen sich zwei Arten unterscheiden: fäulnisbildende (verwesende, putrefaktive) und verfaulte (verweste, postputrefaktive). Putrefaktive Substanzen sind noch feucht; sie befinden sich im Zerfallszustand und setzen Giftstoffe frei. Werden sie nicht aus dem Darm entfernt, so werden diese Substanzen schließlich so trocken und hart, dass sie nicht weiter verfaulen. Solche postputrefaktiven Substanzen lassen sich nur noch schwer auflösen und ausscheiden.

Würmer

Wie bereits erwähnt, leben und gedeihen Würmer in den stagnierenden verwesenden Substanzen im Darm. Wenn Sie sich von diesen schädlichen Stoffen befreien, werden Sie auch diese Parasiten los.

Passagezeit

Die (Darm-)Passagezeit ist die Zeit, die die Nahrung von ihrer Aufnahme im Mund bis zur Ausscheidung der Rückstände durch den After braucht. Je kürzer die Passagezeit ist, desto weniger Nahrung kann verwesen, bevor sie ausgeschieden wird, und desto geringer ist die daraus resultierende Rückvergiftung. Die durchschnittliche Passagezeit beträgt beim modernen Zivilisationsmenschen 65 bis 100 Stunden. Die Nahrung braucht etwa acht Stunden, um den Magen und den Dünndarm zu durchlaufen; für den Rest der Zeit liegt sie im Dickdarm.

Unter der Voraussetzung, dass man sich richtig ernährt und für eine gesunde Konzentration von Laktobakterien im Dickdarm sorgt, kann sich die Passagezeit am Ende des Darmreinigungsprogramms auf 24 bis 48 Stunden reduzieren. Diese Verkürzung der Passagezeit verringert die Fäulnisbildung und die dadurch bedingte Rückvergiftung, und sie regt den Organismus zu verbesserter Verdauung und Resorption an. Dadurch wird der Körper in die Lage versetzt, seine Nahrung in kürzerer Zeit zu verarbeiten.

Nahrung und Fäulnisbildung

Wenn man frisches Obst außerhalb des Kühlschranks liegen lässt, dauert es gewöhnlich ein paar Tage, bis es zu faulen beginnt. Bei gleicher Temperatur wird frisches Gemüse gewöhnlich in kürzerer Zeit verderben als frisches Obst. Ungekühlte Milch verdirbt normalerweise schneller als ungekühltes Gemüse. Ungekühltes rohes Fleisch beginnt in weniger als einem Tag zu verderben. Ferner führt das Abkochen von Lebensmitteln im Allgemeinen dazu, dass sie schneller verderben als im frischen Zustand. Weil die Temperatur im Magen-Darm-Trakt bei etwa 38 Grad Celsius liegt, läuft die Fäulnisbildung dort wesentlich rascher ab als bei normaler Zimmertemperatur.

Im Kapitel »Verstopfung« haben wir gesehen, wie ein verschleimter Zustand des Kolons die Passagezeit verlangsamt. Dasselbe gilt auch bei einem mukoiden Zustand des restlichen Verdauungskanals, durch den im Dünndarm die Verdauungs- und Resorptionsvorgänge verlangsamt und die Passagezeit verlängert werden. Leicht verderbliche Nahrungsmittel wie Fleisch, Fisch, Eier und Produkte aus pasteurisierter Milch sind in hohem Maß schleimbildend. Es wäre wünschenswert, dass diese Nahrungsmittel wegen ihrer leichten Verderblichkeit den Körper schnell passierten; doch stattdessen durchlaufen sie ihn wegen ihrer mukoidbildenden Aktivität relativ langsam. Andererseits verfaulen Obst und Gemüse relativ langsam und passieren den Körper rasch, weil sie leicht verdaulich sind und nicht zur Mukoidbildung führen. Daher ist die fäulniserregende Wirkung von Fleisch, Fisch, Eiern und Milchprodukten auf den Organismus um ein Mehrfaches höher als bei Obst und Gemüse.

Es ist durchaus möglich, dass Nahrung den ganzen Verdauungstrakt passiert, ohne dass in irgendeiner Weise Fäulnisvorgänge einsetzen. Vor einiger Zeit habe ich in einem Buch von einem indischen Yogi gelesen, der wohlriechenden Stuhl aus seinem Körper ausschied. Damals habe ich gedacht, dass dieses Phänomen auf seinen besonderen spirituellen Kräften beruhen oder zumindest ein Zeichen hoher geistiger Entwicklung sein könnte. Später wiederholte ich diese Leistung in meinem eigenen Körper, indem ich mich ausschließlich von frischen Früchten ernährte. Nach ein paar Tagen mit dieser Form der Ernährung verlor mein Stuhlgang seinen Gestank und begann so zu duften wie die Frucht, die ich gerade vor ein paar Stunden verzehrt hatte. Während dieser Zeit verbreitete auch mein Schweiß einen fruchtigen, irgendwie wohlriechenden Duft.

Die Abwesenheit von Kotgeruch in meinem Stuhl ist darauf zurückzuführen, dass es für frisches Obst bei 38 Grad Celsius länger dauert zu verwesen, als den Körper zu durchlaufen. In diesem Zusammenhang ist es wichtig, dass mein Körper vor diesem Experiment mit reiner Früchtekost von stagnierenden Abfallstoffen befreit worden war.

Die Notwendigkeit der Dickdarmreinigung

Viele Vegetarier meinen, ihr Kolon müsse relativ frei von verfaulenden Abfallprodukten sein, weil sie schon seit vielen Jahren kein Fleisch mehr gegessen haben. Diese Leute sollten sich aber darüber im Klaren sein, dass jede Art von Nahrung, einschließlich von Früchten, zu verwesen beginnt, wenn sie sich lange genug im Körper aufhält. Was dazu führt, dass Nahrungsrückstände im Verdauungssystem festgehalten werden, ist das Vorhandensein von mukoiden Substanzen. Wenn diesen Substanzen im Kolon das Wasser entzogen wird, werden sie zu einer klebrigen, leimähnlichen Masse, die dazu tendiert, alle Nahrungsrückstände im Körper festzuhalten.

wichtig

Sie mögen so viel Obst und Gemüse essen, wie Sie wollen, wenn Sie dabei auch nur relativ geringe Mengen von Milchprodukten, Tofu (Sojabohnenquark), Weißmehlerzeugnissen und anderen schleimbildenden Nahrungsmitteln verzehren, wird die Ansammlung von verfaulenden Abfällen im Kolon weitergehen.

Die wenigen Menschen, die wirklich eine schleimfreie Kost verzehren, müssen ebenfalls die Anhäufungen von Abfallstoffen entfernen, die sich vor der Ernährungsumstellung angesammelt haben. Eine Kost ohne schleimbildenden Wirkungen wird dazu beitragen, dass die stagnierenden, verfaulenden Substanzen allmählich aus dem Dickdarm ausgeschieden werden. Das härteste und hartnäckigste Material im Kolon sind jedoch die postputrefaktiven (verfaulten) Exkremente, bei denen die Fäulnisprozesse schon längst aufgehört haben können. Mit einer geeigneten Ernährung allein lassen sich diese Ablagerungen nicht entfernen. Selbst nach vielen Jahren mit schleimfreier Kost werden noch große Mengen von altem, verhärtetem, verfaultem Kot im Dickdarm zurückbleiben.

Ich trete nicht dafür ein, dass jeder eine völlig schleimfreie Kost essen sollte. Das wäre natürlich empfehlenswert, aber die meisten Menschen würden sich nicht daran halten. Doch es ist ratsam, in regelmäßigen Abständen seinen Dickdarm zu reinigen, um die Ansammlung von toxischen Stoffen auf niedrigem Niveau zu halten.

Körpergeruch und Dickdarm

Es besteht ein enger Zusammenhang zwischen Körpergeruch und Fäulnisbildung in den Eingeweiden. Mit Ausnahme der Achselhöhlen sollten die Ausdünstungen des gesamten Körpers für jemanden, der regelmäßig badet, keine Geruchsprobleme verursachen.

wichtig

Wer seinen Körpergeruch nicht kontrollieren kann, ganz gleich, wie oft er badet, leidet unweigerlich unter hochgradig fäulnisbildender Aktivität im Dickdarm.

Wer bei normaler Zimmertemperatur nach einem einzigen Tag ohne anstrengende Tätigkeiten überall Körpergeruch entwickelt, hat es wahrscheinlich ebenfalls mit erheblicher Fäulnisbildung im Kolon zu tun. Das bedeutet aber nicht, dass Menschen, die nicht zum Schwitzen neigen, unbedingt einen niedrigen Grad von Putrefaktion im Dickdarm aufweisen. Bei diesen Menschen mag es sich um die Fälle handeln, bei denen der Geruch nicht nach außen dringt, weil die Schweißabsonderung blockiert ist.

Ein guter Indikator für die intestinale Fäulnisbildung ist der Fußgeruch. Im typischen Fall werden Socken ziemlich unangenehm riechen, wenn die betreffende Person sie nur einen Tag lang in geschlossenen Schuhen getragen hat. Würde dieselbe Person ihren Dickdarm reinigen und eine Kost, die kaum zur Fäulnisbildung führt, zu sich nehmen, könnte sie feststellen, dass sich in denselben Socken weniger Geruch ansammelte, auch wenn sie drei Tage hintereinander getragen würden statt nur einen einzigen.

Der Körpergeruch, der zuletzt verschwindet, ist der Geruch in den Achselhöhlen. Selbst nachdem der Dickdarm gereinigt ist, brauchen die meisten immer noch ein Deodorant (Deostift oder -spray). Um jemals den Geruch in den Achselhöhlen loszuwerden, ohne geruchs- oder schweißhemmende Mittel zu benutzen, muss man nicht nur den Dickdarm reinigen, sondern auch über lange Zeit eine reinigende und völlig fäulnisfreie Kost zu sich nehmen.

Darmbakterien

Im Verdauungstrakt gibt es im Allgemeinen zwei verschiedene Arten von Bakterien. Da sind einmal die fäulnisbildenden Bakterien, deren gewöhnlichste Spezies die Escherichia coli ist. Da die Form zahlreicher Fäulnisbakterien im Dickdarm unter dem Mikroskop derjenigen der Escherichia coli gleicht, nennt man sie »Kolibakterien«. In diesem Zusammenhang ist die Tatsache interessant, dass Escherichia coli und andere Arten von Kolibakterien eine Substanz namens Äthionin produzieren, die im Tierversuch karzinogene Wirkungen gezeigt hat. Fäulnisbakterien erzeugen außerdem eine Reihe von anderen toxischen Substanzen, zu denen Indol und Skatol gehören. Diese übel riechenden Stoffe geben dem Kot seinen typischen Geruch, und ihr Derivat Indikan findet sich in Schweiß und Urin. Ein Gegengewicht zu den Fäulnisbakterien im Darm bilden die sogenannten »freundlichen Bakterien«, die in erster Linie Milchsäure, aber auch Essigsäure, Verdauungsenzyme und Vitamine produzieren.

wichtig

Diejenigen unter den freundlichen oder gesundheitsfördernden Bakterien, die Milchsäure produzieren, sind als Laktobakterien bekannt. Dabei handelt es sich um verschiedene Arten, die zu größeren Familien wie Laktobazillus, Bifidobakterium und Streptokokkus gehören.

Die beiden bekanntesten und wichtigsten Arten von Laktobakterien sind Lactobacillus acidophilus und Bifidobacterium bifidus. Die erste Hälfte des Wortes Laktobakterien ist abgeleitet vom lateinischen »lac« (= Milch). Denn sie produzieren Milchsäure, die zuerst als der Stoff bekannt wurde, der beim Sauerwerden nicht pasteurisierter Milch entsteht. Laktobakterien sind reichlich auf jedem Grashalm sowie auf den meisten Arten von Gemüse und Getreide vorhanden. Die Anwesenheit von Laktobakterien in Kuhmilch kommt daher, dass die Rinder Gras fressen.

Die von den »freundlichen Darmbakterien« produzierten Verdauungsenzyme unterstützen die Verdauungsfunktionen des Körpers und be-
grenzen die Aktivität der Fäulnisbakterien. Wenn Letztere hochgradig
aktiv sind, setzen sie zusätzlich zu den nicht gasförmigen Giftstoffen,
die sie ständig erzeugen, übel riechende Gase frei. Diese Gase entweichen normalerweise durch den After; dann werden sie als Blähungen bezeichnet. Wenn der Verdauungskanal so träge oder blockiert
ist, dass die Gase nicht schnell genug entweichen, wird ein Teil davon ins Blut absorbiert und verursacht dadurch Kopfschmerzen und
Unwohlsein. Sowohl die von den freundlichen Bakterien erzeugten
Verdauungsenzyme als auch die Verdauungssäfte des Körpers tragen
dazu bei, die Gasbildung durch Fäulnisbakterien zu verhindern. Doch
können diese Substanzen die Fäulnisbakterien nicht abtöten oder sie
davon abhalten, nicht gasförmige Giftstoffe zu produzieren.

Nach den Erkenntnissen von Dr. J. H. Kellogg, dem bedeutendsten
amerikanischen Pionier der Dickdarmgesundheit, sollte die Darmflora
in einem gesunden Kolon im Idealfall aus 85 Prozent Laktobakterien
und nicht mehr als 15 Prozent Kolibakterien bestehen. In der modernen Industriegesellschaft finden wir im Allgemeinen aber genau die
umgekehrte Zusammensetzung der Darmflora, also das genaue Gegenteil vom Idealzustand. Kein Wunder, dass die Selbstvergiftung so
viel Elend verursacht und Probleme mit Blähungen so häufig sind!

wichtig

Blähungen entstehen dann, wenn eines der Verdauungsorgane –
Magen, Dünndarm, Bauchspeicheldrüse, Leber und Gallenblase – zu wenige Verdauungssäfte absondert oder wenn einer
von den Kanälen, die die Verdauungssäfte aus Leber, Gallenblase
oder Bauchspeicheldrüse in den Dünndarm leiten, teilweise oder
ganz blockiert ist.

Ein weit verbreitetes Verfahren bei Problemen mit Blähungen besteht
darin, ständig große Mengen von mit Laktobakterien fermentierten
Nahrungsmitteln zu verzehren wie Joghurt, Kefir, Sauermilch und an-

dere (milchsaure) Acidophilus-Produkte. »Acidophilus« bezieht sich hier auf Lactobacillus acidophilus, die bekannteste unter den verschiedenen Arten von Laktobakterien. Selbst wenn der Magen-Darm-Trakt stark mit Fäulnisbakterien belastet ist, ist ein gut funktionierendes Verdauungssystem immer noch in der Lage, übel riechende Blähungen zu verhindern.

Es erscheint gerechtfertigt, das Entstehen von Blähungen einem Mangel an Laktobakterien zuzuschreiben, weil der Verzehr einer großen Menge von Laktobakterien die Symptome lindern wird. Doch müssen wir feststellen, dass diesem weit verbreiteten Mangel auf Dauer nicht durch den Verzehr großer Mengen von laktobakterienhaltiger Nahrung abgeholfen werden kann, da die Symptome der Blähsucht sich in wenigen Stunden wieder melden, nachdem die Zufuhr von Laktobakterien aufgehört hat. Befreit man seinen Magen-Darm-Trakt jedoch von allem stagnierenden, Fäulnis erregenden Abfall, wird der Körper mithilfe einer richtigen Ernährung in die Lage versetzt, das ideale Verhältnis von 85 Prozent Laktobakterien und 15 Prozent Fäulnisbakterien im Darm mit nur kleinen Abweichungen zu bewahren, ohne dass ständig laktobakterienhaltige Nahrung zugeführt werden muss. Außerdem ist die Reinigung des Verdauungssystems ein wichtiger erster Schritt, um die Funktion der Verdauungsorgane zu verbessern.

wichtig

Eine weniger bekannte, aber ebenso wichtige Funktion der freundlichen Darmbakterien besteht in der Bereitstellung von wichtigen Nährstoffen zur Blutbildung.

Viele Menschen mit »müdem Blut« hätten mehr davon, wenn sie für eine hohe Dauerkonzentration von günstigen Bakterien im Darm sorgten, anstatt tonisierende Eisenpräparate einzunehmen. Eine gesunde Darmflora wird erheblich mehr Vitamine der B-Reihe produzieren, als in einer vollwertigen organischen Nahrung vorhanden sein können. Dazu gehört auch Vitamin B_{12}, das zur Vorbeugung und Heilung von perniziöser Anämie (gefährliche Blutarmut) notwendig ist.

Einige Ernährungsfachleute behaupten, dass eine ausreichende Zufuhr von Vitamin B_{12} nur dann gewährleistet ist, wenn man Fleisch isst. Bei dieser Behauptung wird nicht berücksichtigt, dass das Erhitzen von Fleisch bis zu 85 Prozent des darin enthaltenen Vitamins B_{12} zerstört. Da fast niemand rohes Fleisch isst, kann Fleisch keine zuverlässige Quelle für dieses Vitamin sein. Die beste Quelle für Vitamin B_{12} ist eine gesunde Darmflora. Wie oben erwähnt wurde, lässt sich in einem toxischen Verdauungstrakt keine hohe Konzentration von lebendigen milchsauren und vitaminbildenden Bakterien aufrechterhalten, selbst wenn man laktobakterienhaltige Nahrung zu sich nimmt. Hat man jedoch den Magen-Darm-Kanal einmal gereinigt, ist es mithilfe einer richtigen Ernährung möglich, eine um ein Mehrfaches höhere Konzentration an Laktobakterien als zuvor aufrechtzuerhalten, ohne mit der Nahrung ständig Laktobakterien zuführen zu müssen.

wichtig

Ich bin nicht für den uneingeschränkten Langzeitverbrauch von (milchsauren) Acidophilus-Produkten wie Joghurt, Kefir und anderen Arten fermentierter Nahrungsmittel, außer wenn sie zu Hause täglich frisch zubereitet werden, denn ihr Milchsäuregehalt ist viel zu hoch.

In vielen Büchern und Zeitschriften können Sie lesen, dass vor allem die von den Laktobakterien sekretierte Milchsäure die gasbildende Aktivität der Fäulnisbakterien unterdrückt, aber das stimmt nicht. Die Blähung hemmende Funktion der Laktobakterien besteht, wie gesagt, in der Produktion von Verdauungsenzymen, aber nicht in der Erzeugung von Milchsäure. Um Milchsäure herzustellen, braucht der Mensch keine Laktobakterien, denn sie ist ein ganz normales Stoffwechselendprodukt, das von den Körperzellen ausgeschieden wird.

Die Wissenschaft weiß schon lange, dass Milchsäure sich vor allem in den Muskeln ansammelt und dort Steifheit und Schmerzen verursacht. Es ist auch bekannt, dass Rinder an Milchsäurevergiftung eingehen, wenn ihr Futter zu wenige Faserstoffe und zu viele konzentrierte Kohlenhydrate enthält. Die tödliche Milchsäure stammt von der großen Menge der Laktobakterien, die sich in den Rindermägen befinden. Beim Menschen findet sich die überwiegende Zahl der Laktobakterien jedoch im Dickdarm, von wo aus die Milchsäure meistens nicht ins Blut gelangt, sondern dazu dient, die Exkremente feucht zu halten und sie dadurch voluminöser und leichter ausscheidbar zu machen. Wird aber Milchsäure durch den Mund aufgenommen, wird sie ins Blut absorbiert und kann dort Probleme verursachen, falls die Menge groß genug ist.

Bei frisch mit Laktobakterien fermentierten Substanzen ist der Milchsäuregehalt relativ gering und der Anteil an lebenden Laktobakterien hoch. Im Lauf der Zeit nimmt der Milchsäuregehalt schnell zu, während der Anteil an lebendigen Laktobakterien stark abnimmt, bis schon nach wenigen Tagen wenige oder keine lebenden Laktobakterien mehr vorhanden sind. Selbst im Kühlschrank werden die Fermentierungsvorgänge weitergehen, wenn auch langsamer als bei Zimmertemperatur. Wenn die Milchsäurekonzentration hoch genug ist, sterben die Laktobakterien an Selbstvergiftung, denn Milchsäure ist ein Ausscheidungsprodukt und als solches in hoher Konzentration giftig. Wenn man seine Nahrung mit Laktobakterien ergänzen möchte, sollte das fermentierte Präparat täglich zu Hause zubereitet, im Kühlschrank aufbewahrt und innerhalb von 24 Stunden verzehrt werden. Auf diese Weise bleibt der Gehalt an lebenden Laktobakterien möglichst hoch und der Milchsäureanteil möglichst gering.

Im Kapitel »Natürliche Heilverfahren« werden wir erklären, wie Laktobakterienpräparate (zum Beispiel Rejuvelac) zuzubereiten und zu benutzen sind.

Entgiftung der Lymphe

Wenn Abfallprodukte die Körperzellen verlassen, werden sie von den beiden zirkulierenden Körperflüssigkeiten, dem Blut und der Lymphe, abtransportiert.

Lymphe wird aus Blut gebildet, enthält aber keine roten Blutkörperchen. Jede Körperzelle wird von der zwischenzelligen Flüssigkeit umgeben, die sich zusammensetzt aus Substanzen aus dem Blut und aus Stoffen, die von den Zellen ausgeschieden werden. Etwa 90 Prozent der Substanzen, die aus dem Blut in die zwischenzellige Flüssigkeit gelangen, werden von den lokalen Blutgefäßen absorbiert. Die restlichen zehn Prozent an Wasser und kleinen Molekülen sowie das Protein, andere Makromoleküle und Teilchen in der zwischenzelligen Flüssigkeit sammeln sich in einem Netz von winzigen Lymphkapillaren. Diese vereinigen sich zu immer größeren Lymphgefäßen, die schließlich wieder zurück in den Blutkreislauf führen. In den Lymphgefäßen befinden sich Klappen, die wie Einwegventile funktionieren. Die Lymphgefäße sind mit Muskelgewebe ausgekleidet, das die Lymphflüssigkeit durch diese Ventile pumpt. Weil das Lymphsystem Giftstoffe aus allen Körperzellen abtransportiert, ist sein richtiges Funktionieren so wichtig für die Gesundheit des gesamten Organismus.

Es ist meine Überzeugung, dass der Dickdarm das Hauptorgan für die Ausscheidung mukoider Substanzen aus der Lymphe ist, auch wenn diese Idee in orthodoxen Medizinerkreisen neu sein sollte. Diese Idee verdanke ich dem kürzlich verstorbenen Loren Berry, der vielleicht einer der größten manuellen Heiler unserer Zeit war. Er lehrte eine als Lymphdränage bezeichnete Massagetechnik, deren Ursprung aus der chinesischen Medizin stammen soll.

Lymphdränage sollte stets in Fällen von akuten Krankheiten wie Erkältung, Fieber oder Grippe durchgeführt werden. Oft haben die betroffenen Personen nicht lange nach Anwendung einer Lymphdränage

Stuhlgang, bei dem große Mengen von hellen mukoiden Substanzen ausgeschieden werden. Wenn ferner die Nebenhöhlen und der Brustbereich der Atmungsorgane blockiert sind, kommt es mit noch größerer Wahrscheinlichkeit zu dieser Reaktion, zusammen mit wesentlicher Linderung der Stauung (Kongestion); das ist so, als würde man einen Stöpsel ziehen und der angestaute Schleim aus den Atemwegen tatsächlich durch den Dickdarm abfließen.

Später habe ich entdeckt, dass die Bürstenmassage, die im Kapitel »Die praktische Durchführung des Reinigungsprogramms« erklärt wird, genauso nützlich und wirkungsvoll ist wie die Lymphdränage. Außerdem erhielt ich Kenntnis von einer westlichen Art der Lymphdränage, die von Dr. Emil Vodder in Dänemark entwickelt wurde.

Die anatomische Wissenschaft hat entdeckt, dass die Dickdarmwände mikroskopisch feine Lymphkapillaren enthalten; diese vereinigen sich zu größeren Lymphgefäßen, die dann in die Lymphzisterne (Cisterna chyli), den zentralen Lymphstamm im Unterleib, münden. Lymphe aus dem Dünndarm, dem Rücken und dem Unterleib fließt ebenfalls in die Lymphzisterne. Diese ist der Ausgangspunkt des Milchbrust-

▼ Zentrale Lymphstämme.

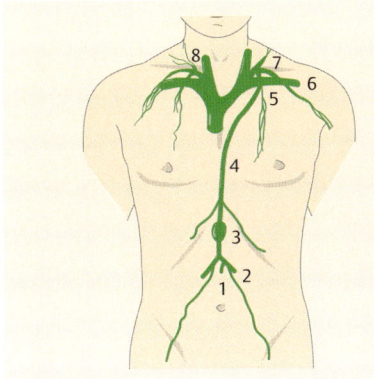

1 Truncus intestinalis (abgeschnitten)

2 Truncus lumbalis sinister

3 Cysterna chyli

4 Ductus thoracicus

5 Truncus bronchomediastinalis sin.

6 Truncus subclavius sin.

7 Truncus jugularis sin.

8 Truncus lymphaticus dext. mit Truncus jugularis dext., Truncus subclavius d. und Truncus bronchomediastinalis dext.

gangs (Ductus thoracicus), der durch das Zwerchfell vor der Wirbel-
säule nach oben führt und in Höhe des linken Schlüsselbeins in die
linke Arm-Hals-Vene mündet. Aus dem Milchbrustgang gelangt Lymphe aus dem ganzen Körper, außer der rechten Seite von Kopf, Hals,
Brust und rechtem Oberarm, in den Blutkreislauf. Die meisten Physio-
logiebücher behaupten, dass die Lymphe nur in eine Richtung fließt:
aus dem Dickdarm und anderen Geweben in die Lymphzisterne und
von dort aus durch den Milchbrustgang zurück in den Blutkreislauf.
Wie können wir uns aber dann erklären, dass so große Mengen von
hellen mukoiden Substanzen nach einer Lymphdränage oder Bürstenmassage in den Dickdarm gelangen?

Bei meinen Forschungen zu dieser Frage entdeckte ich drei wissenschaftliche Fakten: Erstens hat Dr. Olszewski aus Polen mithilfe
wissenschaftlicher Instrumente beobachtet, dass die Art der Stimulierung, die durch Bürstenmassage auf die Körperoberfläche ausgeübt wird, tatsächlich den Lymphfluss anregt. Zweitens kann es in den
Lymphgefäßen wirklich zu einem Rückfluss kommen, bei dem sich
die Lymphe in entgegengesetzter Richtung zu ihrem normalen Fluss
bewegt. Drittens hat man eine besondere Form dieses Lymphrück-
flusses, den Reflux chyli, beobachtet, bei dem die Lymphe aus der
Lymphzisterne zurück in den Dickdarm und in andere Körpergewebe
gelangt. Diese besondere Art des Rückflusses ist bis jetzt in der Medizin nur beobachtet worden, wenn der Körper einem krankheitsbe-
dingten Stress ausgesetzt ist. Das ist jedoch nicht verwunderlich, da
die medizinische Wissenschaft sich überwiegend um Krankheitszu-
stände kümmert.

Die Physiologie schreibt der Lymphzisterne keine besondere Funktion zu. Ich möchte aber behaupten, dass sie dazu dienen könnte, die
mukoiden Substanzen, die aus den Körperzellen von der Lymphe abtransportiert wurden, zu sammeln und sie ins Kolon zu leiten, sodass
nur die wässrigen Anteile der Lymphe wieder in den Blutstrom gelangen. Andernfalls könnte das Blut so dickflüssig werden, dass es nicht
mehr richtig fließt.

Die folgenden Ausführungen über die Entgiftung der Lymphe beruhen auf meinen umfangreichen persönlichen Beobachtungen und Erfahrungen, die ebenfalls eindeutig zu der Schlussfolgerung führten, dass der Dickdarm dazu dient, die Lymphe zu entgiften. Ich habe herausgefunden, dass ein sauberer Dickdarm die mukoiden Substanzen aus der Lymphe durch seine Wände in das Darminnere absorbiert. Wenn die Dickdarmwände jedoch durch die abgelagerten Kotschichten immer stärker zugedeckt werden, nimmt die Fähigkeit des Kolons zur Entgiftung der Lymphe ab, und die Ansammlung von mukoiden Substanzen beginnt, sich ins Lymphsystem zurückzustauen. Das kann dann zu Blockierungen des Lymphflusses führen.

Bei akuter Krankheit ist die Lymphe im Allgemeinen toxisch. Das schafft die Voraussetzung für die Erkrankung, denn dadurch wird die Funktion der weißen Blutkörperchen behindert, die die Invasion pathogener Elemente abzuwehren haben. Weiße Blutkörperchen finden sich in der Lymphe und in der zwischenzelligen Flüssigkeit und können sich dort aus eigener Kraft bewegen. Ohne vom Kreislauf weggetragen zu werden, können sie sich in den Zwischenräumen der Zellen geradewegs von einem Körperteil zum anderen bewegen. Ist die Lymphe toxisch, werden sowohl die Lymphflüssigkeit als auch die zwischenzellige Flüssigkeit dickflüssig und viskos. Durch die Anwendung lymphreinigender Heilpflanzen werden diese Flüssigkeiten verdünnt; dadurch können die Beweglichkeit und die Wirksamkeit der weißen Blutkörperchen bei der Bekämpfung von Krankheiten wesentlich verbessert werden. Viele der entsprechenden Heilverfahren für akute Krankheiten benutzen entweder Wachsmyrte-Rinde oder Lobelie, die beide als Lymphreiniger wirken.

Bei akuten Krankheiten kommt es sehr oft vor, dass der Appetit verloren geht und der Organismus auf den Fastenstoffwechsel umschaltet. Im Fastenstoffwechsel scheiden alle Körperzellen in erhöhtem Maß Giftstoffe aus. Viele davon gelangen in die Lymphe, wo sich mukoide Substanzen bilden, um die Toxine im Suspensionszustand zu halten. Wenn das Lymphsystem sich allzu sehr mit mukoiden Substan-

WAS IST NUR MIT MEINER VERDAUUNG LOS?

zen füllt, entsteht ein Druck, der sich im ganzen Körper bemerkbar
macht. Dieser Druck führt zunächst zu Muskelspannungen, die bei
zunehmendem Druck zu Muskelschmerzen werden. Eine Funktion
des Fiebers besteht darin, den Lymphschleim zu verdünnen, damit
die Lymphe wieder besser fließen und die Dickdarmwände passieren kann. Fieber wird durch jede Form der Lymphreinigung reduziert,
denn dadurch verringert sich die Notwendigkeit, Fieber zur Verdünnung der Lymphe einzusetzen.

wichtig

Wenn der Dickdarm nicht mehr imstande ist, die Lymphe im
notwendigen Umfang zu reinigen, beauftragt der Organismus die
Leber mit dieser Arbeit. Die von der Leber aufgenommenen Giftstoffe werden mit der Galle ausgeschieden. Wenn der Gallenfluss
übermäßig ansteigt, kann sich Galle bis in den Magen zurück-
stauen und Übelkeit verursachen.

Im Kapitel »Natürliche Heilverfahren« werden wir ein Heilverfahren
bei akuten Krankheiten erklären, das auf den Ausführungen dieses
Abschnitts beruht. In diesem Zusammenhang ist die Feststellung interessant, dass die meisten Grasarten lymphreinigend wirken, und das
erklärt, warum Tiere Gras fressen, wenn sie krank werden.

Im vorhergehenden Abschnitt haben wir die Rückvergiftung behandelt, die auf eine Ansammlung von Fäulnis erregenden (putrefaktiven) Substanzen im Verdauungskanal zurückzuführen ist. In diesem
Abschnitt richteten wir unsere Aufmerksamkeit auf die Auswirkungen, die die Ablagerung von verfaulten (postputrefaktiven) Substanzen im Dickdarm mit sich bringt. Es sind vor allem diese Substanzen,
die die lymphreinigenden Fähigkeiten des Kolons behindern. Vor
diesem Hintergrund wird verständlich, welche Probleme auch im
Lymphkreislauf entstehen können, wenn der Dickdarm verstopft ist.
Es kommt nämlich zu einem Rückstau von Abfallstoffen ins Lymphsystem. Wenn diese Vorgänge andauern, gelangen Abfallstoffe in die
Körpergewebe, und das kann Krankheiten verursachen. Diese Vorgän-

ge können sich auf alle Körperteile auswirken, denn das Lymphsystem steht mit allen Körperzellen in Verbindung.

Lymphreinigung

Der erste Schritt bei der Lymphreinigung besteht in der Reinigung des Dickdarms, damit die im Lymphsystem aufgestauten mukoiden Substanzen abfließen können. Der zweite Schritt ist die Bürstenmassage – eine höchst wirkungsvolle Methode, um die Ausscheidung von neuen mukoiden Substanzen, verhärtetem, kleinteiligem oder zusammengepresstem mukoidem Material und anderen Hindernissen des Lymphsystems anzuregen und bei Entzündungen der Lymphknoten Abhilfe zu schaffen. Wie der Dickdarm, so kann auch das Lymphsystem stagnierende Ablagerungen von alten Abfallstoffen enthalten. Sobald der Dickdarm wenigstens teilweise gereinigt ist, sollte man ein paar Monate lang täglich die Haut bürsten, um das Lymphsystem völlig zu reinigen. Eine genaue Beschreibung der Bürstenmassage finden Sie im Kapitel »Die praktische Durchführung des Reinigungsprogramms«.

wichtig

Wenn die Bürstenmassage einige Monate lang täglich durchgeführt wird, bewirkt sie eine deutliche Verbesserung des Körpertonus. In dieser Hinsicht ist eine tägliche fünfminütige Bürstenmassage so viel wert wie ein halbstündiges, intensives körperliches Training.

Oft beginnt sich im Stuhlgang Lymphschleim zu zeigen, sobald die Darmreinigung so weit fortgeschritten ist, dass der Druck nachlässt, den das im Lymphsystem zurückgestaute mukoide Material verursacht. Um jedoch das Lymphsystem von allen stagnierenden Stoffen zu reinigen, muss die Bürstenmassage weiterhin über einen längeren Zeitraum durchgeführt werden.

Wenn Lymphschleim in ausreichender Menge vorhanden ist, kann er im Stuhl leicht erkannt werden. Im Allgemeinen sieht er wie Vaseline aus, auch wenn sein Farbspektrum von fast durchsichtig bis dunkelbraun reichen kann. Lymphschleim weist im Gegensatz zur klebrigen Konsistenz des mukoiden Materials im Verdauungtrakt eine eher geleeartige Konsistenz auf. Bei seiner Passage durch den Dickdarm dürfte der Lymphschleim kaum zur Verstopfung führen und ausgeschieden werden, bevor er spürbar entwässert wird. Wenn er im Kolon bleibt, wird er sich schließlich mit dem restlichen stagnierenden Material verhärten.

Sobald das Lymphsystem einmal von den stagnierenden Abfallstoffen befreit wurde, kann sein gesundes Funktionieren dadurch gewährleistet werden, dass man täglich für die Reinhaltung der Lymphe sorgt. Dazu ist es notwendig, den Dickdarm sauber und frei von Verstopfung zu halten, regelmäßig die Haut zu bürsten und die übermäßige Zufuhr von schleimbildender Nahrung zu vermeiden. Selbst wenn das Lymphsystem einmal gereinigt ist, kann es innerhalb eines Tages wieder von frischem Lymphschleim überladen werden. Genauso kann ein sauberer Dickdarm in einem Tag wieder verstopft werden. Richtige Gesundheitsvorsorge ist eine tägliche Aufgabe.

Reflexzonen

Noch vor nicht allzu langer Zeit hatten nur wenige Menschen im Westen von Akupunktur oder Akupressur gehört. Heute wird Akupunktur in immer mehr Staaten offiziell als Heilmethode anerkannt. Die Grundidee der Akupunktur basiert auf folgendem Zusammenhang: Die Anregung bestimmter Körperpunkte durch Nadeln oder nur durch Fingerdruck kann den Gesundheitszustand eines weit entfernten Organs oder Körperteils günstig beeinflussen. Umgekehrt sind die Akupunkturpunkte oder Zonen, die einem bestimmten Organ zugeordnet sind, bei Druck empfindlich oder schmerzhaft, wenn das betreffende Organ unter Beschwerden leidet.

Manche Körperteile zeichnen sich durch die einzigartige Eigenschaft aus, über reflexologisch zugeordnete Punkte zu jedem anderen Körperteil zu verfügen. Zu diesen besonderen Reflexzonen gehören Hände und Füße. Ihre Verbindungen sind so vielfältig, dass wir sagen können: Der ganze Körper ist sowohl auf den Füßen als auch auf den Händen »abgebildet«. Auch der Verdauungskanal ist eine solche Reflexzone. Jeder Punkt im Verdauungskanal hat eine reflexologische Verbindung mit einem bestimmten Körperbereich. Wenn eine Krankheit in irgendeinem Körperteil durch den toxischen Zustand des zugeordneten Reflexzentrums im Darm verursacht wird, dann besteht die wichtigste Einzelmaßnahme zur Überwindung jener Krankheit darin, das betreffende Reflexzentrum im Darm zu reinigen. Tatsächlich ist der Dickdarm gewöhnlich in einem wesentlich toxischeren Zustand als der Dünndarm. Daher hat die Mehrzahl der Beschwerden, die durch die Toxizität des Verdauungstrakts verursacht werden, ihren Ursprung im Kolon.

Augendiagnostischer Nachweis

Kenntnisse über die Art und Weise, wie der Verdauungstrakt den Körper abbildet, hat die Methode der Irisdiagnostik (Augendiagnose) geliefert.

wichtig

Die Iris ist die farbige Regenbogenhaut des Auges; Irisdiagnostik ist die Theorie und Praxis der Irisbeobachtung mit dem Ziel, Entzündungsherde im Körper aufzuspüren.

Die Iris bildet eine Landkarte des Körpers, und ein geschickter Augendiagnostiker kann durch genaue Analyse der Regenbogenhaut viele Einzelheiten über den Zustand der Körpergewebe herausfinden.

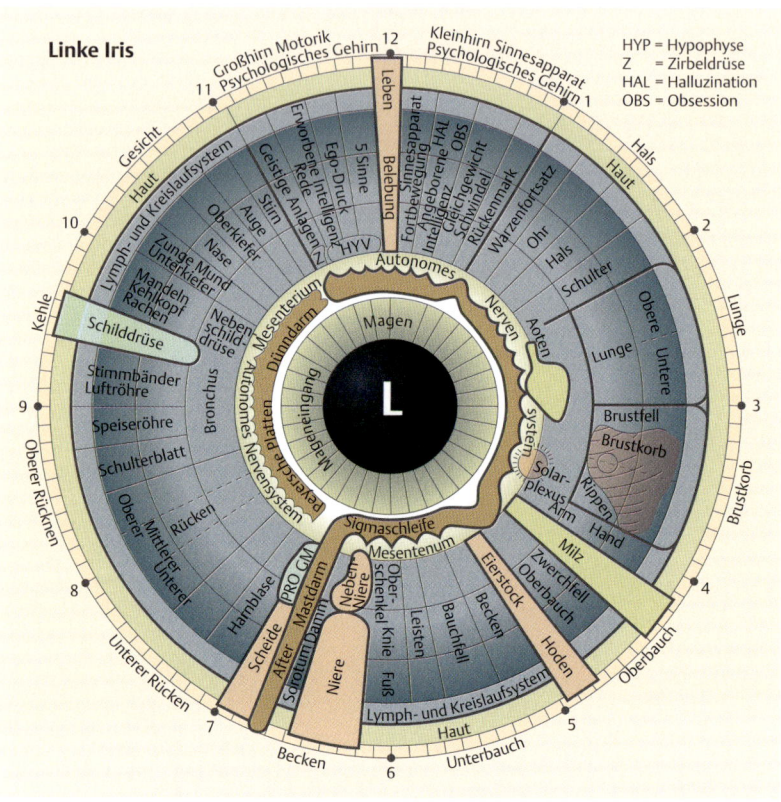

▲ Die linke Iris (mit freundlicher Genehmigung von Dr. Bernard Jensen).

40

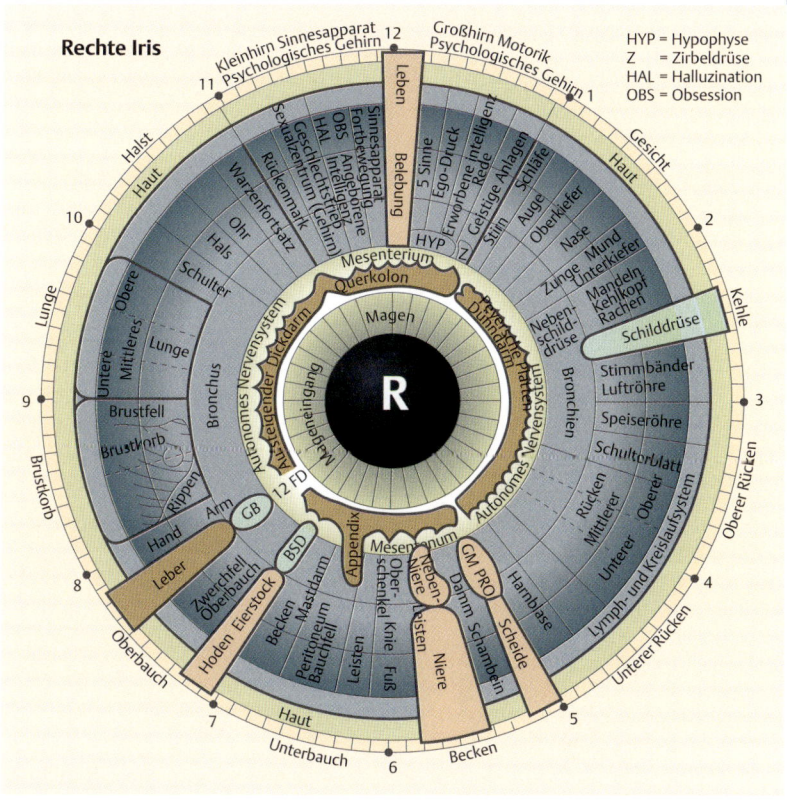

▲ Die rechte Iris (mit freundlicher Genehmigung von Dr. Bernard Jensen).

In Abbildung 3 und 4 können Sie sehen, wie die linke und die rechte Iris den Körper abbilden. Die verschiedenen Zonen der Iris wurden mit den Namen derjenigen Körperteile beschriftet, denen sie zugeordnet sind. Rings um die Pupille sind der Dünndarm und der Dickdarm angeordnet. Um diese herum liegen die verschiedenen Körperteile. Ein toxischer Zustand an einer bestimmten Stelle im Verdauungskanal kann Erkrankungen in jenem Körperteil verursachen, der sich von dieser Stelle aus radial nach außen erstreckt. Um ein paar Beispiele zu geben, wollen wir nun die Karte der linken Iris betrachten: Die Stelle, an der das Querkolon sich dreht und in den absteigenden Dickdarm übergeht, heißt linke Dickdarmkrümmung. Aus der Karte können wir ablesen, dass ein toxischer Zustand der linken Dickdarmkrümmung Beschwerden im Bereich der Medulla oblongata (verlängertes Mark) und des Warzenfortsatzes (Processus mastoideus) am Schläfenbein verursachen kann. Ein toxischer Zustand in der Mitte des absteigenden Dickdarms kann zu Erkrankungen des Herzens, der Lunge oder der Bronchien führen. Der mit »N« bezeichnete Punkt bezieht sich auf den Nabel. Ein toxischer Zustand im Nabelbereich kann Beschwerden im unteren Rücken hervorrufen.

Jeder praktizierende Augendiagnostiker kann immer wieder die reflexologischen Verbindungen zwischen Verdauungstrakt und dem übrigen Organismus beobachten. Oft berichtet ein Patient, dass er vor Ausbruch der Krankheit jahrelang am zugeordneten Reflexzentrum im Darm Schmerzen gehabt hatte. So könnte eine ältere Frau mit Krebs an der rechten Brust berichten, dass sie während der überwiegenden Zeit ihres Erwachsenenalters unter Schmerzen an der entsprechenden Reflexzone des aufsteigenden Dickdarms gelitten habe.

Der Einlaufeffekt

Die reflexologischen Beziehungen des Verdauungskanals zu allen Körperteilen erklären auch, warum Einläufe eine so günstige Wirkung auf eine Fülle von Beschwerden ausüben. Mit Einlaufeffekt bezeichnen wir die Reflexwirkungen, die durch anal eingeführte Flüssigkeiten auf verschiedene Körperteile ausgeübt werden.

wichtig

Die Stimulierung des Dickdarms mithilfe eines Einlaufs bewirkt heilende Reflexe in vielen Körperteilen. Auch wenn dadurch nichts oder nur wenig aus dem Kolon gespült wird, können Einläufe kräftige Impulse zur Selbstheilung vermitteln.

Viele der wohltätigen Wirkungen von Darmspülungen sind dem Einlaufeffekt zuzuschreiben. Darmspülungen (Kolon-Hydrotherapie) sind eine Art von Einläufen mit fließendem Wasser, das zur gleichen Zeit in den Körper eingeleitet wird, wie die Abfallstoffe hinausgespült werden. Nach weit verbreiteter Meinung beruht die Wirksamkeit von Darmspülungen ausschließlich auf ihrer Fähigkeit, stagnierendes verfaulendes (putrefaktives) Material aus dem Körper zu entfernen. Dennoch kann auch eine Darmspülung, die nur wenig Kot aus dem Körper ausspült, eine starke Reflexwirkung ausüben.

Vorbeugung durch Darmreinigung

In diesem Kapitel wurde gezeigt, dass die Gesamtgesundheit des Organismus in enger Beziehung zum Zustand des Verdauungskanals im Allgemeinen und zum Zustand des Dickdarms im Besonderen steht. In der Tat behaupten viele Autoritäten auf diesem Gebiet, dass praktisch jede Krankheit mit einem toxischen Dickdarm beginnt. Während die Wahrheit einer solchen Behauptung nur schwer zu beurteilen ist, lässt sich mit Gewissheit feststellen, dass ein toxischer Verdauungstrakt ein ursächlicher Faktor bei nahezu jeder Krankheit sein kann. Stellt die Reinigung des Verdauungssystems allein noch keine universale Heilmethode dar, vermag der Organismus jede Krankheit leichter zu überwinden, sobald das Verdauungs- und Lymphsystem gereinigt worden sind.

Es mag sich Ihrer Kenntnis entziehen, in welchem Umfang Sie Ihre körperlichen Leiden, die Sie bis jetzt durchmachen mussten, hätten vermeiden können, wenn Sie Ihren Magen-Darm-Trakt sauber gehalten hätten. Doch Sie können mit Sicherheit davon ausgehen, dass Sie umso mehr zu leiden haben, je länger Sie diesen ungesunden Zustand nicht beenden.

Bisher war die Dickdarmreinigung schwierig, zeitraubend und eventuell kostspielig. Nun kann Ihnen dieses Programm dazu verhelfen, die weitreichenden präventiven und gesundheitlichen Nutzwirkungen einer gründlichen Reinigung des Verdauungs- und Lymphsystems zu genießen – ohne besondere Unannehmlichkeiten und unangemessenen finanziellen Aufwand. Das hier vorgestellte Programm ist umfassender und effektiver als jede andere Methode. Viele Menschen haben festgestellt, dass sie sich dadurch in nur sechzig Tagen doppelt so wohl fühlten als zuvor. Aber um davon zu profitieren, müssen Sie etwas tun. Sie sollten das gesamte Reinigungsprogramm für Verdauungs- und Lymphsystem durchführen.

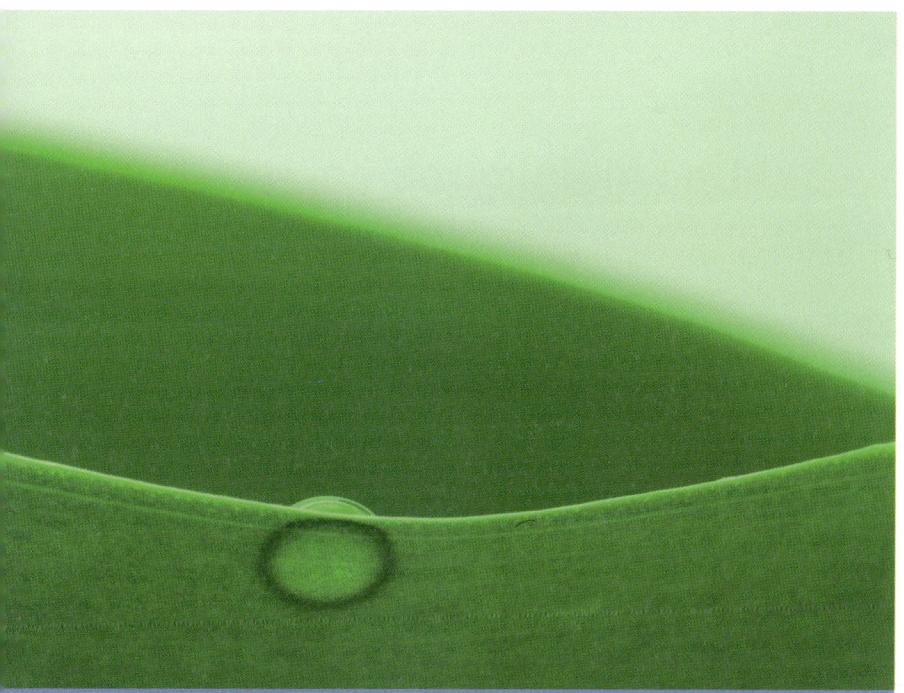

Von Giften, Laktobakterien und Heilpflanzen

Wenn der Darm unter der Ernährung leidet. Eine Umstellung der Ernährungsweise ist das erste Ziel, um den Körper langfristig zu entgiften.

Das Mukusproblem

Die Anhäufung von altem Kot im Dickdarm ist auf einen mukoiden[2] Zustand des Verdauungstraktes zurückzuführen. Hier soll erklärt werden, wie man für sich selbst die Beziehung zwischen schleimbildenden Einflüssen und Verstopfung überprüfen kann.

Die Mukuskontroverse

Fast jeder von uns hat nach einem längeren Aufenthalt in staubiger Luft schon die Erfahrung gemacht, dass er schließlich irgendwelchen dicken Schleim auswerfen muss, in den Staubteilchen eingeschlossen sind. Die Funktion des Schleims besteht dabei darin, eine potenziell gefährliche Substanz einzufangen, um sie so am weiteren Eindringen in tiefere Körperbereiche zu hindern, sowie als Medium für die Ausscheidung dieser Substanz aus dem Körper zu dienen.

Aus dieser Beobachtung ließe sich ableiten, dass die Nahrung potenziell schädliche oder toxische Substanzen enthalten muss, wenn der Körper auf den Verzehr bestimmter Nahrungsmittel mit Schleimbildung reagiert. Im Sinne dieser Auffassung gilt jedes Nahrungsmittel mit schleimbildenden Eigenschaften bis zu einem gewissen Grad als potenziell toxisch.

---

[2] mukoid = schleimartig, -ähnlich, -bildend;
   Mukoide = schleimbildende Substanzen;
   mukös = schleimig, schleimbildend;
   muko- = Schleim- (in Zusammensetzungen);
   Muzin (e) = Schleimstoff(e).

Die Mukustheorie geht davon aus, dass schleimbildende Nahrungsmittel potenziell toxisch sind, und wird schon seit Langem heftig
diskutiert. Wie wir im Folgenden sehen werden, ist es hauptsächlich
deshalb zu dieser Kontroverse gekommen, weil die Kenntnis und das
Verständnis der betreffenden Prozesse unzureichend sind.

Nach meiner Ansicht sollte die Gültigkeit jeder Theorie an ihrem
Nutzen, den sie bei der Vorhersage der tatsächlichen Abläufe zeigt,
gemessen werden. Im Kapitel »Reinigung von Verdauungs- und
Lymphsystem« haben wir ausführlich die negativen Auswirkungen
stagnierenden Kots erklärt, wenn dieser sich bei Verstopfung im Kolon ablagert. Jedes Nahrungsmittel, das tendenziell zu Verstopfung
oder Stagnation führt, muss deshalb als potenziell toxisch bezeichnet
werden.

Diskussion der Mukustheorie

Bei dem Versuch, die Gültigkeit der Mukustheorie zu überprüfen,
wird meistens nur der Schleim im Atemapparat und nicht derjenige
im Stuhl berücksichtigt. Mukoidbildung in den Respirationsorganen
zu untersuchen ist aber höchst unzuverlässig, da die Atmungsorgane mit einigen mukoidbildenden Nahrungsmitteln Schleim erzeugen,
mit anderen aber nicht – und weil sie das nicht einmal regelmäßig
tun. Im Allgemeinen denkt niemand daran, seinen Stuhl auf Schleim
zu untersuchen, denn meistens weiß man nicht einmal, was es bedeutet, einen schleimfreien Stuhl zu haben. Wer die Gültigkeit der
Mukustheorie untersuchen möchte, sollte zuerst für einen Ausgleich
zwischen den antimukoiden und den mukoidbildenden Einflüssen
sorgen, um herausfinden zu können, was ein nicht mukoider Stuhl ist.
An diesem Punkt kann man dann beginnen, die mukoidbildende Aktivität von Nahrungsmitteln zu testen.

Schleim ist ein normales Körpersekret. Alle Schleimhäute im Körper sondern ständig Schleim ab, um dadurch die Oberflächen feucht

und gleitfähig zu halten. Jede Form von Nahrungszufuhr und sogar das Trinken von Wasser führen dazu, dass es im hinteren Teil der Mundhöhle zu einer verstärkten Bildung von gesundem, gleitfähigem Schleim kommt. Diese Tatsachen werden oft herangezogen, um die Ungültigkeit der Mukustheorie zu beweisen. Es ist jedoch einfach, gesunden Schleim zu unterscheiden von solchen mukoiden Substanzen, die als Reaktion auf Giftstoffe (Toxine) entstehen. Gesunder Schleim ist klar und glitschig. Ungesunde mukoide Substanzen sind trübe, zähflüssig und klebrig, und genau diese Art von Mukoiden wird durch schleimbildende Nahrungsmittel hervorgerufen.

Die Kontroversen, zu denen es zwischen den Verfechtern und den Gegnern der Mukustheorie kommt, liegen im Bereich der Verständigung und der Terminologie. Einige Anhänger der Mukustheorie ziehen es vor, das Wort »katarrhbildend« (katarrhalisch) statt »mukoidbildend« (schleimbildend) zu benutzen, weil »Katarrh« sich auf eine Entzündung der Schleimhaut und damit eindeutig auf einen krankhaften Zustand bezieht. Vielleicht ist das gar nicht so verkehrt, denn alle Nahrungsmittel und sogar Wasser führen zur Bildung von gesundem Schleim.

wichtig

Die meisten Anhänger der Mukustheorie betrachten die gesunde Form von Schleim überhaupt nicht als Schleim, sondern als normale Körperflüssigkeit.

Einerseits haben die Kritiker der Mukustheorie jede Absonderung der Schleimhäute als Schleim definiert, während ihre Anhänger andererseits unter Schleim implizit krankhafte Absonderungen der Schleimhäute verstehen. Auf jeden Fall sollte man sich darüber im Klaren sein, dass die gesunde Form mukoider Substanzen keinerlei Aufmerksamkeit auf sich zieht. Auch in einem Stuhl, den ich als nicht mukoid bezeichnet habe, befindet sich stets etwas gesunder Schleim, aber dieser ist völlig unauffällig und nicht klebrig.

Immer wenn es zu auffälliger Mukoidbildung in den Atemwegen kommt oder die Exkremente sichtlich schleimhaltig sind, können Sie sicher sein, dass dadurch ein potenziell toxischer Zustand angezeigt wird. Oft sprechen Vertreter der Mukustheorie im Zusammenhang mit den Körpergeweben davon, dass ein bestimmtes Gewebe mit Schleim gesättigt ist oder die Lymphe Schleim enthält. Diese Ausdrücke sind in westlichen Sprachen allgemein verständlich. Doch nach der modernen wissenschaftlichen Definition bedeutet Schleim (Mukus) eine Absonderung der Schleimhäute. Weil sich aber in den meisten Muskeln oder im Lymphsystem keine Schleimhautgewebe befinden, dürfte es dort folglich auch keinen Schleim geben. Viele Ausdrücke mit dem Wort »Schleim« (oder seinen meist von »mucus« abgeleiteten Entsprechungen in anderen westeuropäischen Sprachen), die im umgangssprachlichen Verständnis völlig richtig sind, werden widerspruchlich oder falsch, wenn sie in ihrer genauen wissenschaftlichen Bedeutung verstanden werden. Trotzdem sollten wir uns daran erinnern, dass diese Ausdrücke schon längst zu den europäischen Umgangssprachen gehört haben, bevor moderne wissenschaftliche Konventionen aufgestellt wurden.

Es gibt eine bestimmte Krankheit, die in der Medizin als Myxödem bezeichnet wird. Bei dieser Krankheit kommt es zu Schwellungen des Körpers durch Substanzen, die nach Erkenntnis der Biochemiker zu den sogenannten Mukopolysacchariden gehören. Die Behauptung, bei Myxödemen schwelle der Körper mit Schleim an, ist wissenschaftlich jedoch falsch, da Mukopolysaccharide kein Schleim sind.

wichtig

Der Terminus »Myxödem« wird gebildet aus den griechischen Wörtern »myxa« (= Schleim) und »oídema« (= Schwellung). Die wörtliche Bedeutung von »Myxödem« ist daher »Schwellung mit Schleim«.

Ich bezweifle keineswegs die Notwendigkeit genauer Definitionen im Rahmen einer strengen Naturwissenschaft wie der Biochemie. Es gibt im Körper unzählige Substanzen. Um die komplizierten Funktionen und Wechselwirkungen dieser Substanzen zu analysieren, ist eine möglichst genaue Terminologie wichtig. Ich bedaure nur, dass der Terminus »Schleim« wissenschaftlich auf eine Weise definiert wurde, die so oft im Widerspruch zu seiner überlieferten Bedeutung steht.

Das vorliegende Buch habe ich aber nicht für Biochemiker oder andere Biowissenschaftler geschrieben. Mein Ziel ist es vielmehr, in allgemein verständlicher Form Kenntnisse über richtige Gesundheitsfürsorge zu vermitteln. Wenn man dabei der wissenschaftlichen Terminologie folgte, würde man die Leser nur abschrecken und so das Gegenteil von dem bewirken, was ein solches Buch anstrebt.

Mukoide Substanzen

Um die vielen Schwierigkeiten beim Gebrauch des Wortes »Schleim« zu vermeiden, ziehe ich es vor, stattdessen von »mukoiden Substanzen« zu sprechen. Ausdrücke wie »mukoide Substanzen«, »mukoides Material« und »mukoid« beziehen sich alle auf jegliche Art von schleimartigen, klebrigen und leimähnlichen Stoffen, die im Körper deshalb gebildet werden, um ausscheidungspflichtige Substanzen im Suspensionszustand zu halten. Dieser Ausdruck umfasst im Allgemeinen alles, was auch ein Nichtfachmann als Schleim betrachten würde, ganz gleich, ob es sich bei der tatsächlichen Substanz nun um Schleim, Mukoide, Muzine, Kolloide, Mukopolysaccharide, Mukoproteine, Glykoproteine oder andere Stoffe handelt.

wichtig

Mukoide Substanzen können in den Atmungsorganen, im Verdauungstrakt, im Lymphsystem, in der Gebärmutter, in der Scheide, im Harnsystem, im Bindegewebe oder in anderen Körperteilen gebildet werden. Sie können in jedem Körpergewebe vorkommen oder abgesondert werden.

Glitschige, aber nicht klebrige Substanzen, die im Körper für Gleitfähigkeit sorgen, sowie der normale Speichel, der sich beim Wassertrinken in der hinteren Mundhöhle bildet, gelten definitionsgemäß nicht als mukoide Substanzen. Von dieser Definition ausgeschlossen sind auch die zuvor genannten Mukopolysaccharide und andere Bestandteile von mukoiden Substanzen, wenn sie in einer Form vorliegen, die nicht die Konsistenz und die Funktion von mukoidem Material besitzt.

Mukoidbildung

Ernährungsumstellung

Obwohl der übermäßige Verzehr mukoidbildender Nahrungsmittel und die unzureichende Zufuhr von Laktobakterien die Hauptursachen für einen toxischen Zustand des Dickdarms bilden, empfehle ich nicht, sofort zu einer Kost überzugehen, die völlig frei von mukoidbildender Aktivität ist. Sowohl der Körper als auch die Seele brauchen Zeit, um sich einer Ernähungsumstellung anzupassen. Das lässt sich vergleichen mit einem Pendel, das zuerst weit in die eine Richtung schwingt und dann weit in die Gegenrichtung ausschlägt. Wenn Sie bestimmte Nahrungsmittel allzu eilig aus Ihrer Kost streichen, werden Sie sich möglicherweise so unwohl fühlen, dass Sie wieder anfangen, zu Ihrer alten Kost zu greifen. Bei einer Ernährungsumstellung kommt es darauf an, diesen Pendeleffekt zu vermeiden. Gehen Sie vor allem freundlich mit sich selbst um! Versuchen Sie nie in einer Art und Weise zu essen, die etwas Zwanghaftes an sich hat! Fassen Sie den festen Entschluss, Ihre Ernährung zu verbessern, und behalten Sie dieses Ziel im Auge, während Sie geduldig nach Mitteln und Wegen suchen, um dieses Ziel auf angenehme Weise zu erreichen.

Im Allgemeinen möchte ich Ihnen empfehlen, dass Sie sich in Ihrem eigenen, angemessenen Tempo dem Ziel nähern, mukoidbilden-

51

de Nahrungsmittel allmählich aus Ihrer Kost zu streichen und diese gleichzeitig durch nicht mukoide zu ersetzen. Diese Umstellung mag Wochen oder Jahre dauern, und es liegt bei Ihnen zu entscheiden, wie weit Sie gehen wollen. Einige Menschen werden schließlich alle vorgeschlagenen Änderungen durchführen, einige die Hälfte, einige ein Viertel und einige gar keine.

wichtig

Wenn Sie mein Darmsanierungsprogramm anwenden, bietet sich Ihnen eine ideale Gelegenheit zur Ernähungsumstellung, weil Sie durch dieses Programm in die Lage versetzt werden, bei wesentlich leichterer Kost größere Befriedigung zu empfinden als früher.

Die meisten von uns glauben, sie könnten niemals satt werden, wenn sie sich nur von Gemüse, Obst und Keimen ernährten. Das ist auch richtig bei Menschen, deren Eingeweide mit mukoidem Material überladen sind. Wenn Sie erst einmal die mukoiden Substanzen aus Ihrem Verdauungssystem entfernt haben, werden Sie zu Ihrem Erstaunen feststellen, wie nahrhaft und sättigend eine Kost sein kann, die hauptsächlich aus Gemüse, Früchten und Sprossen besteht. Je weniger mukoidbildende Nahrungsmittel Sie essen, desto besser wird Ihr Gesundheitszustand schließlich sein. Wer seine Kost überhaupt nicht ändern möchte, kann aus der Durchführung meines Darmreinigungsprogramms dennoch Nutzen ziehen. Bedenken Sie jedoch, dass Sie niemals strahlende Gesundheit erlangen werden, solange Sie mukoidbildende Kost essen.

Mukoidbildende Nahrungsmittel

Die Bewertung der Nahrungsmittel nach ihrer mukoidbildenden Aktivität ist nichts, was Sie blindlings akzeptieren müssten. Sie können das ganz einfach für sich selbst beurteilen, indem Sie Ihren Stuhlgang beobachten. Anweisungen dazu habe ich im Kapitel »Verstopfung« gegeben.

In diesem Buch möchte ich keine ausführlichen Erklärungen zu den Vorteilen einer vegetarischen Ernährungsweise geben. In anderen Publikationen werde ich der Frage der richtigen Ernährung in aller Ausführlichkeit nachgehen, aber an dieser Stelle würde uns das zu weit von unserem Hauptthema wegführen. Ich bin gegen den Verzehr aller tierischen Produkte, seien es Proteine in Form von Fleisch, Fisch und Eiern, oder seien es Milchprodukte. Ich habe schon vielen Menschen sehr geholfen, indem ich ihnen gezeigt habe, wie sie diese Nahrungsmittel am besten vermeiden können. Ganz gleich, wie Sie zu meiner Auffassung stehen, Sie brauchen sich dadurch nicht von der Durchführung meines Reinigungsprogramms abhalten zu lassen. Mit diesem kurzen Abschnitt über Nahrungsmittel verfolge ich nicht die Absicht, alle Fragen zur Ernährungsumstellung zu beantworten, sondern Ihnen einfach genügend Informationen zu geben, damit Sie selbst die Beziehung zwischen mukoiden Stühlen und mukoidbildenden Nahrungsmitteln testen können.

wichtig

Milchprodukte aus Kuhmilch, pasteurisiert oder roh, sind die am meisten mukoidbildenden unter allen Nahrungsmitteln. Dazu gehören (Voll-)Milch, Magermilch, Molke, Sahne, Butter, Ghee (eine indische Art von halb flüssiger Kochbutter), Käse, Quark, Joghurt und Kefir. Jedes dieser Produkte ist ein übler Mukoidbilder.

Ziegenmilch ist jedoch wesentlich weniger mukoidbildend als Kuhmilch.

Fleischnahrung wie Fleisch, Fisch und Eier ist fast ebenso stark mukoidbildend wie Kuhmilchprodukte. Diese Art von Nahrung wirkt gewöhnlich weniger stark auf die Atmungsorgane, aber der Gesamtbetrag an mukoiden Substanzen ist immer noch sehr groß.

Sojabohnen. Unter aller Pflanzennahrung sind Sojabohnen am stärksten mukoidbildend. In ihrer mukoidbildenden Aktivität lassen sie sich vergleichen mit Fleisch, Fisch und Eiern und kommen den Milch-

Pflanzliche Kost

Auch bei einer Ernährungsweise auf pflanzlicher Basis gibt es wichtige Dinge zu beachten. So ist nicht alles von der Pflanze frei von Mukoidbildung, sondern das genaue Gegenteil. Die folgende Aufstellung soll Ihnen zeigen, worauf es bei pflanzlicher Kost ankommt.

Bei pflanzlicher Kost gibt es große Unterschiede: von hochgradig mukoidbildend bis zu völlig nicht mukoid. Bevor wir sie nach ihrer mukoidbildenden Aktivität bewerten, wollen wir zuerst unsere Begriffe definieren. In diesem Zusammenhang wollen wir die essbaren Teile von Pflanzen einteilen in Gemüse, Früchte, ausgereifte Samen und Keime oder Sprossen:

- Als »Gemüse« bezeichnen wir essbare Wurzeln, Stängel, Stämme, Stiele, Blätter, Blütenknospen, Blüten, saftig-unreife Samen und einzellige Organismen.
- Wenn ein Same in zartes, saftiges und essbares »Fleisch« eingeschlossen ist, nennen wir diese Masse »Frucht«.
- »Samen«, die normalerweise zusammen mit der sie umhüllenden Frucht gegessen werden, gelten als Teil dieser Frucht. Reife Samen werden eingeteilt in Ölsaaten, Getreide und Hülsenfrüchte (Leguminosen).
- Zu den »Ölfrüchten« (Ölsaaten) gehören alle Nussarten, Kokosnüsse und andere nussähnliche Samen wie Sonnenblumenkerne, Sesamkörner und Kürbiskerne.
- »Getreidekörner« sind die ausgereiften, trockenen Samen von Pflanzen, die zur botanischen Ordnung der Gräser gehören, wie zum Beispiel Weizen, Reis, Roggen, Mais, Gerste, Hafer, Hirse und hybride Getreidesorten (zum Beispiel Triticale). Zu Ernährungszwecken rechnen wir Buchweizen zum Getreide, obwohl diese Pflanze nicht zu den Gräsern gehört.
- »Hülsenfrüchte« sind die reifen, trockenen Samen von Hülsen tragenden Pflanzen. Dazu gehören

alle Arten von Bohnen, Linsen, reife und trockene Erbsen usw.

- Als »Keime« oder »Sprossen« bezeichnen wir das anfängliche Entwicklungsstadium einer neuen Pflanze; sie entstehen, wenn ein Samen zu wachsen beginnt. Aus Keimen wird Gemüse, wenn es nicht mehr üblich ist, die ganze Pflanze auf einmal zu essen.

Die folgenden Beispiele sollen die obigen Definitionen verständlicher machen: Ahornsirup, Hefe und Spirulina (eine Art von Plankton)

werden zu den Gemüsen gerechnet. Grüne Bohnen, Gurken, Okras (Ladyfinger, essbarer Eibisch), Auberginen, Zucchini, alle Melonen- und Kürbissorten sind Früchte. Weizengras und frischer Mais am Kolben sind Gemüse, aber Maismehl, Maisbrot, Maischips und Maistortillas sind Getreideprodukte. Frische Erbsen in zartem, saftigem Zustand gehören zum Gemüse, aber ausgereifte, getrocknete Erbsen, wie sie zum Beispiel für Erbsensuppe gebraucht werden, zu den Hülsenfrüchten.

produkten nahe. Die Verderblichkeit von Sojaprodukten ist ebenfalls derjenigen von Fleisch sehr ähnlich. Sie haben sicher schon gemerkt, wie schnell Tofu oder Sojamilch verderben. Sojabohnen haben große Beachtung gefunden, denn vom Nährwert her gesehen sind sie ein geeigneter pflanzlicher Ersatz für Fleisch- und Milchprodukte. Das gilt aber nicht nur für ihren Gehalt an Protein und anderen Nährstoffen, sondern auch für ihre mukoidbildende Aktivität und ihre leichte Verderblichkeit. Die Auffassung, Sojabohnen seien günstig für die Grundernährung, beruht auf der Ähnlichkeit ihrer biochemischen Zusammensetzung mit derjenigen von tierischer Nahrung (Fleisch- und Milchprodukten).

wichtig

Wenn Sie Ihre Gesundheit verbessern wollen, indem Sie tierische Nahrung aufgeben, dann müssen Sie auch die Vorstellungen von einer Nährstoffversorgung aufgeben, die mit einer solchen Kost verbunden sind.

So zollen Vegetarier, die regelmäßig Sojaprodukte verzehren, einen hohen Tribut an die falsche und schädliche Vorstellung, ihr Organismus könnte nicht ohne tierische Produkte auskommen.

Hülsenfrüchte. Was den Grad der mukoidbildenden Aktivität angeht, so kommen alle anderen Arten von Hülsenfrüchten nach den Sojabohnen, wenn auch in deutlichem Abstand. Trotzdem entwickeln auch die anderen Hülsenfrüchte eine erhebliche mukoidbildende Aktivität. Buchweizen ist in dieser Hinsicht mit den Hülsenfrüchten vergleichbar.

Getreide. Hinter den Hülsenfrüchten rangieren Getreide und die Ölsaaten. Hirse ist eine besondere Getreidesorte. Ihre mukoidbildende Aktivität beträgt nur ein Viertel bis zu einem Drittel anderer Getreidesorten und lässt sich in dieser Hinsicht mit den Ölsaaten vergleichen. Weil oft ganze Getreidekörner gegessen werden, um für regelmäßigen Stuhlgang zu sorgen, könnte man den Eindruck gewinnen, dass Getreide nicht mukoidbildend sei. Das trifft aber nicht zu. In dem Abschnitt über Kleie weiter hinten in diesem Kapitel werden wir noch mehr zum Thema Getreide und regelmäßiger Stuhlgang zu sagen haben. Im Verlauf des Keimungsvorgangs verlieren Keime ihre mukoidbildende Aktivität. Wenn sie anstelle von Getreidekörnern verwendet werden, haben sie gewöhnlich anderthalb bis zwei Tage gekeimt und zeigen noch immer mukoidbildende Aktivitäten, wenn auch in wesentlich geringerem Maß als im ursprünglichen Zustand. Damit sie ihre mukoidbildende Aktivität völlig verlieren, sollte man Getreidekörner, Buchweizen und Sojabohnen im Allgemeinen bei Zimmertemperatur sechs Tage oder länger wachsen lassen. Alle Hülsenfrüchte außer Sojabohnen verlieren den größten Teil ihrer mukoidbildenden Aktivität, wenn man sie bei Zimmertemperatur drei bis vier Tage wachsen lässt.

Honig schwankt in seiner mukoidbildenden Aktivität je nach den Blüten, von denen er stammt. Die meisten Honigsorten besitzen nur geringe oder keine mukoide Wirkung. Zum Beispiel gehört Eukalyptushonig zu den Sorten, die wegen ihrer relativ hohen mukoidbildenden Aktivität auffallen.

wichtig

Gemüse und Früchte sind fast frei von mukoidbildender Aktivität. Sie sind die reinsten Lebensmittel in der Natur. Ausnahmen bilden begaste Bananen und geschwefelte Trockenfrüchte, die sich aufgrund menschlicher Eingriffe mukoidbildend verhalten.

Fast alle Bananen auf dem Markt werden bis zu dreißig Mal gespritzt, grün geerntet, kühl transportiert und gelagert und zuletzt mit Gas behandelt, um den Reifungsprozess einzuleiten. Nur selten kann man in bestimmten Naturkostläden Bananen finden, die nicht begast wurden. Außer manchen Feigen- und Dattelsorten sind heute fast alle Trockenfrüchte als geschwefelt zu betrachten, selbst wenn auf der Verpackung »ungeschwefelt« steht.

Präparate zur Nahrungsergänzung sind oft mukoidbildend. Alle Eiweißpräparate, außer hundertprozentig reiner Hefe und Spirulina (Plankton), sind hochgradig mukoidbildend, denn sie enthalten Soja, Milch, Eier oder Fleischprodukte. Viele der beliebten Hefepräparate sind stark mukoidbildend, denn sie enthalten bis zu 50 Prozent Molke. Präparate wie Vitamine, Mineralstoffe und Verdauungsenzyme in Tablettenform können bis zu einem gewissen Grad ebenfalls mukoidbildend wirken.

Heilpflanzen bewirken oft eine Änderung im Mukoidgehalt des Stuhls. Es gibt Kräuter, die den Mukoidgehalt im Stuhl verringern. Es gibt auch zahlreiche andere Heilpflanzen, die zwar selbst nicht mukoidbildend wirken, aber dafür sorgen, dass altes mukoides Material aus dem Körper ausgeschieden wird. Das führt zu einem höheren Mukoidgehalt im Stuhl. Die geleeartige Konsistenz von Flohsamen bewirkt, dass der Kot zusammenklebt, selbst wenn die Ernährung völlig frei von Mukoidbildung ist.

Manche Gewürze wirken ähnlich wie Heilpflanzen: Zimt (in leichtem Maß) und besonders Kümmel sind dafür bekannt, dass sie Verstopfung bewirken. Gelatinekapseln, die in großem Umfang dazu benutzt werden, um Arzneimittel in Pulverform aufzunehmen, besitzen eine gewisse mukoidbildende Aktivität. Um eine Verfälschung der Resultate zu vermeiden, wenn die mukoidbildende Aktivität von normalen Nahrungsmitteln getestet wird, sollten die in diesem Abschnitt aufgelisteten Produkte nicht genommen werden.

Mukoidbildende Einflüsse aus der Luft

Verschmutzte Luft ist im Allgemeinen mukoidbildend. Sensible Personen mit einer Kost, die nahezu oder gänzlich frei von mukoidbildenden Einflüssen ist, können eine deutliche mukoide Reaktion feststellen, wenn sie verschmutzte Luft atmen müssen. Passives Rauchen, zu dem es in Räumen kommt, in denen andere Personen rauchen, ist ebenfalls mukoidbildend. Diese Reaktionen auf verschmutzte Luft sind eher in den Atemwegen als im Verdauungssystem festzustellen.

Widerstandsfähigkeit gegen Mukoide

Manche Menschen zeigen eine wesentlich geringere Widerstandsfähigkeit gegen mukoidbildende Einflüsse. Bei ihnen kommt es zu deutlichen mukoiden Reaktionen, auch wenn sie nur in geringem Maß mukoidbildenden Einflüssen aus Nahrung oder Luft ausgesetzt waren. Sie können sich noch so sehr um eine von mukoiden Einflüssen freie Ernährung bemühen, es gelingt ihnen nur selten, einen völlig unmukoiden Stuhlgang zu haben. Diese Menschen haben im Allgemeinen einen niedrigen Stoffwechselumsatz, der durch Schilddrüseninsuffizienz verursacht wird.

Weiter vorn in diesem Kapitel war von einer als Myxödem bezeichneten Krankheit die Rede. Sie wird durch eine Störung der Schilddrüsenfunktion verursacht, die zu einem sehr niedrigen Ausstoß des Schilddrüsenhormons führt. Ohne ausreichende Versorgung mit diesem Hormon verlangsamt sich der Stoffwechsel. Da die Nahrung dann nur noch unvollständig verbrannt wird, bildet sich im Stoffwechsel so etwas wie »Rauch« oder »Ruß« im Vergleich zu einer vollständig verbrennenden »Flamme«. Dieser »innere Rauch« oder »Ruß« wird vom Körper genauso behandelt wie derjenige, der von außen kommt: Der Körper erzeugt Mukoide, um die unerwünschten Partikel in Suspension zu halten.

Während Myxödeme eine extreme Form der Schilddrüsenunterfunktion sind, die statistisch gesehen nur sehr selten vorkommt, ist eine leicht reduzierte Schilddrüsenaktivität recht häufig. Unter diesen Bedingungen ist der Körper nicht mehr so gut in der Lage, mukoidbildende Substanzen im Stoffwechsel zu verarbeiten oder zu verbrennen, und das führt zu verstärkter Mukoidbildung. Der starke Mukoidgehalt in den Körpergeweben sollte eigentlich in die Lymphe abfließen, die aber leicht überladen wird, wenn der Dickdarm toxisch ist. Deshalb werden sich bei den Betroffenen mit größerer Häufigkeit Symptome von Lymphstauung (Kongestion) zeigen – wie Störungen der Atem- und der Harnwege, Frauenleiden und Hautkrankheiten – als bei Menschen mit ausreichender Schilddrüsenaktivität. In diesen Fällen ist das Energieniveau im Allgemeinen niedrig; gewöhnlich wird das fälschlicherweise der Anämie (Blutarmut) zugeschrieben, die dabei ebenfalls häufig auftritt.

Zu Anämie kommt es, weil die Kapazität des Knochenmarks, rote Blutkörperchen zu produzieren, mit fallender Körpertemperatur stark abnimmt. Bei Schilddrüsenunterfunktion ist die Körpertemperatur ebenfalls niedrig, und die Extremitäten sind am kältesten. Unter diesen Umständen wird es in den Extremitäten kaum oder nur in geringem Maß zur Blutbildung kommen. Andere mögliche Symptome bei Schilddrüsenunterfunktion sind Migräne und eine erhöhte Anfälligkeit für Arteriosklerose (Verhärtung der Arterienwände) mit den daraus resultierenden vielfältigen Störungen des Herz-Kreislauf-Systems.

wichtig

Ein brauchbarer Indikator für den Stoffwechselumsatz ist die Körpertemperatur. Je nach körperlicher Aktivität schwankt die Körpertemperatur, steigt aber im Allgemeinen im Verlauf der täglichen Aktivitäten langsam an.

Während des Schlafs fällt die Körpertemperatur und erreicht gewöhnlich kurz vor dem Aufwachen den Tiefpunkt einer 24-Stunden-Periode. Als Basaltemperatur bezeichnet man die tiefste Körpertemperatur im Verlauf einer 24-Stunden-Periode. Sie kann als Maßstab für die Schilddrüsenfunktion benutzt werden.

Um Ihre Basaltemperatur selbst zu messen, besorgen Sie sich am besten ein Basalthermometer. Sie werden gewöhnlich in Apotheken von Frauen gekauft, die den Zeitpunkt des Eisprungs bestimmen wollen (zum Beispiel Zyklotest). Diese Art von Thermometern hat im Bereich um 37 Grad Celsius eine verlängerte Skala mit wesentlich größerer Genauigkeit, die zur richtigen Beurteilung des Stoffwechselumsatzes notwendig ist. Bevor Sie zu Bett gehen, sollten Sie das Thermometer nach unten schütteln und es neben sich legen. Unmittelbar nach dem Aufwachen am Morgen stecken Sie das Thermometer seitlich unter die Zunge und liegen mit geschlossenen Augen sieben Minuten lang still. Dann schieben Sie das Thermometer auf die andere Zungenseite und warten drei Minuten, bevor Sie es ablesen. Bevor Sie die Temperatur abgelesen haben, dürfen Sie auf keinen Fall sitzen, aufstehen, sich im Bett wälzen oder drehen, trinken oder reden, da diese rasch ansteigt, sobald Sie sich irgendwie zu regen beginnen.

Messen Sie Ihre Basaltemperatur an mehreren Tagen hintereinander, bis Sie zehn möglichst genaue Werte haben; alle Werte, deren Genauigkeit Ihnen zweifelhaft erscheint, lassen Sie aus. Frauen sollten dabei die Werte vom Beginn der Periode bis zum Tag vor dem Eisprung (gewöhnlich nach vierzehn Tagen) benutzen. Beim Eisprung fällt die Basaltemperatur auf ihren Tiefstwert, um dann in wenigen Tagen um etwa ein bis zwei Grad Celsius auf höhere Durchschnittswerte anzusteigen.

Die normale Basaltemperatur liegt zwischen 36,5 und 36,8 Grad Celsius. Bei Schilddrüsenunterfunktion neigt die Körpertemperatur zu deutlichen Schwankungen, bleibt aber im Allgemeinen unter 36,5 Grad Celsius. Bei einer Temperaturänderung um ein Grad Celsius ändert sich der Stoffwechselumsatz um etwa 18 Prozent. Eine niedrige Basaltemperatur ist ein Anzeichen für niedrigen, eine erhöhte Basaltemperatur für einen beschleunigten Stoffwechselumsatz. Abgesehen von Zeiten der Krankheit, der nervlichen Anspannung oder des Fastens gibt dieser Test ein recht genaues Maß für die Schilddrüsenaktivität bzw. den Stoffwechselumsatz. Nur in etwa einem Prozent der Fälle mit solch niedrigen Werten werden diese durch Unterfunktion der Nebennieren oder der Hypophyse verursacht.

Antimukoide Mittel

Laktobakterien

Eine gesunde Population von Laktobakterien im Verdauungstrakt übertrifft bei Weitem alle mir bekannten Stoffwechselaktivatoren in ihrer Kontrollwirkung auf den Mukoidgehalt des Stuhls. In Wirklichkeit ist es im Allgemeinen nicht möglich, ohne eine gesunde Population von Darmbakterien einen nicht mukoiden Stuhl zu erhalten. Die Anwesenheit dieser Bakterien fördert sowohl voluminöse, gleitfähige Stühle als auch häufigeren Stuhlgang. Lakto- und Fäulnisbakterien treten im Verdauungstrakt in vielerlei Weise als Gegenspieler auf.

Laktobakterien nähren sich von Kohlenhydraten, Fäulnisbakterien von Proteinen. Fäulnisbakterien gedeihen nicht in dem von Laktobakterien erzeugten sauren Medium. Beim Stoffwechsel von Protein durch die Fäulnisbakterien wird jedoch Ammoniak frei, das die von den Laktobakterien erzeugte Säure neutralisiert. Deshalb bedarf es eines kräftigen Laktobakterienwachstums im Darm, damit diese schließlich die Oberhand über die Fäulnisbakterien erringen können. Eine proteinreiche Kost wird stets große Mengen von Fäulnisbakterien im Verdauungstrakt erzeugen, selbst wenn diese Kost beträchtliche Anteile von Kohlenhydraten enthalten sollte.

Solange der Dickdarminhalt nicht einen bestimmten Säuregrad erreicht, wird der Stuhlgang normalerweise träge sein. Der Dickdarm ist in Wirklichkeit eine bakteriologische Fermentationskammer; und es scheint so, als würde der Körper am Säuregrad im Dickdarm erkennen, wann die Fermentationsvorgänge abgeschlossen sind und der Kot ausgeschieden werden kann. Wenn der Dickdarm große Mengen von Laktobakterien bei relativ geringen Anteilen von Fäulnisbakterien enthält, ist der Säuregehalt so hoch, dass es täglich zwei- bis viermal zu Stuhlgang kommt. Unter diesen Bedingungen hat sich der Kot nur für relativ kurze Zeit im Kolon aufgehalten; sein größerer Wassergehalt macht die Stühle weicher und voluminöser.

Laktobakterien nähren sich von den verschiedenen Arten von Kohlenhydraten. Eine kohlenhydratreiche Kost allein reicht jedoch noch nicht aus, um eine gesunde Laktobakterienpopulation im Verdauungstrakt zu sichern. Das liegt daran, dass die Laktobakterien mit dem Körper um ihren Kohlenhydratanteil kämpfen müssen. Unsere Nahrung gelangt zuerst in den Magen, wo sie sich eine Zeitlang in einem stark sauren Milieu aufhält, in dem die Proteinverdauung einsetzt. Der hohe Säuregehalt im Magen ist für die Proteinverdauung nicht unbedingt erforderlich, bewirkt aber die Vernichtung der meisten Bakterien.

Wenn der Nahrungsbrei schließlich aus dem Magen in den Dünndarm gelangt, ist der Anteil an lebenden Bakterien nur noch äußerst gering. Durch verschiedene biochemische Prozesse neutralisiert der Körper dann den Säuregehalt und verschiebt den pH-Wert des Nahrungsbreis in den alkalischen Bereich. Während der Nahrungsbrei den Dünndarm passiert, nimmt die Zahl der Bakterien ganz langsam wieder zu. Erst wenn sich die unverdauten Nahrungsreste in den Dickdarm entleeren, werden sie normalerweise größeren Mengen von Bakterien ausgesetzt. Wenn jedoch der Körper zu dem Zeitpunkt, zu dem die Nahrungsrückstände in den Dickdarm gelangen, fast alle Kohlenhydrate aus der Nahrung aufgenommen hat, kann eine gesunde Population von Laktobakterien dort nicht existieren, und die Fäulnisbakterien werden dominieren. Dazu kann es kommen, weil Protein, die Nahrung der Fäulnisbakterien, sehr viel schwerer zu verdauen und zu assimilieren ist als Kohlenhydrate und daher immer in den Nahrungsrückständen präsent sein wird.

Zwiebel. An dieser Stelle verdienen drei Lebensmittel besondere Erwähnung, da sie das Wachstum von Laktobakterien im Darm kräftig unterstützen. Das erste davon ist die Zwiebel, denn sie sorgt am besten für die Steigerung des Laktobakterienwachstums. Um zu spürba-

63

ren Resultaten zu kommen, sollte man täglich eine mittelgroße bis große rohe oder gekochte Zwiebel essen.

Kohl. Das zweite Lebensmittel, das unsere Aufmerksamkeit verdient, ist der Kohl. Kohl hat die Eigenschaft, ausschließlich Laktobakterien zu nähren, und sie gedeihen und wachsen schnell damit. Gleichzeitig besitzt Kohl die Eigenschaft, das Wachstum von Fäulnisbakterien zu unterdrücken. Wenn Kohl mehrere Tage hintereinander gegessen wird – und unter der Voraussetzung, dass schon genügend Laktobakterien im Körper vorhanden sind –, wirkt er nicht nur der Mukoidbildung im Darm entgegen, sondern reduziert auch deutlich den Fäulnisgeruch des Stuhlgangs. Um einen spürbaren Effekt zu erzielen, ist es notwendig, zwei- bis dreimal täglich ein halbes bis ein ganzes Glas Kohlsaft zu trinken. Kohlgemüse hat dieselbe Wirkung wie der Saft, doch müsste man täglich ein Pfund davon essen, um eine deutliche Wirkung zu erzielen.

Topinambur. Nummer drei unter diesen erwähnenswerten Lebensmitteln ist die Topinambur (Helianthus tuberosus: Erdbirne, Erdapfel, deutsche Kartoffel, Erdartischocke, Erdschocke, Erdsonnenblume, Ewigkeitskartoffel, Indianerknolle, Jerusalemartischocke, kleine Sonnenblume, Knollensonnenblume, Zuckerkartoffel oder Ross-Erdapfel). Dabei handelt es sich um die süßlich schmeckenden Knollen einer Sonnenblumenart, die unter der Erde wachsen und keinerlei Gemeinsamkeit mit Artischocken aufweisen, außer dass sie in gekochtem Zustand vielleicht etwas ähnlich schmecken. Vor einigen Jahren war Topinambur in den USA kaum bekannt, ist dort aber inzwischen zu einem Gemüsehit geworden.[3]

Topinambur enthält vor allem bis zu 20 Prozent Kohlenhydrate, davon bis zu 16 Prozent Inulin, und ist deshalb auch für Diabetiker beson-

---

[3] Leider ist dieses wertvolle Wurzelgemüse bei uns so gut wie unbekannt und auf dem Markt nur schwer erhältlich. Der Anbau im eigenen Garten ist aber einfach.

ders gut geeignet. Inulin wird vom menschlichen Organismus nicht verdaut und resorbiert. Es gibt aber bestimmte Arten von Laktobakterien, die sich von Inulin ernähren. Wenn Topinambur verzehrt wird, dient Inulin als Quelle für eine Art von Bakteriennahrung, die der Körper nicht für sich haben will. Deshalb erreicht der größte Anteil des aufgenommenen Inulins den Dickdarm in unveränderter Form. Durch täglichen Verzehr von 75 bis 100 Gramm Topinambur kann das Wachstum von Laktobakterien enorm gefördert werden. Topinambur kann roh oder gekocht verzehrt werden. In rohem Zustand kann man die Knollen raspeln oder in dünne Scheiben schneiden und als Rohkost verwenden. Um die Knollen zu garen, kann man sie zum Beispiel in Scheiben mit anderen Gemüsesorten dünsten oder sie auch braten und backen. Auch wenn Topinambur eine bessere Laktobakteriennahrung darstellt als Kohl, hat er aber nicht die Eigenschaft, die Fäulnisbildung im Darm zu unterdrücken.

Ein zweiter Nachteil von Topinambur ist, dass sie auch Candida-Hefepilze nähren und deshalb bei einer Candida-Infektion (Mykose) zu einer Verschlimmerung des Zustands führen kann. Ein weiterer Nachteil, den Kohl und Topinambur gemeinsam haben, besteht darin, dass sie eher die Heterofermentation (Fremdfermentation) unterstützen als die Homofermentation (Eigenfermentation). Bei der Heterofermentation erzeugen Laktobakterien außer Milchsäure auch Kohlensäure und andere Abfallprodukte des Fermentationsprozesses. Bei der Homofermentation wird von den Laktobakterien nur Milchsäure und keine Kohlensäure freigesetzt. Kohlendioxyd (CO_2) ist an sich geruchlos, und wenn sonst keine anderen Gase im Darm gebildet werden, bleibt CO_2 bis zum Verlassen des Körpers auch geruchlos. Im Gegensatz dazu unterstützen Zwiebeln hauptsächlich die Homofermentation und sind auch in anderer Hinsicht das aktivste der drei erwähnten Nahrungsmittel.

Bei der normalen Ernährungspraxis geht man davon aus, dass man entweder Laktose (Milchzucker) oder Dextrin zuführen sollte, wenn man den Laktobakterien eine Nahrung geben will, die nicht vom Körper verdaut und resorbiert werden kann. Laktose ist ein Milchprodukt; sie wird oft in Form von (laktosehaltiger) Molke genommen. Dextrin ist ein künstliches Kohlenhydrat. Beide sind aber hochgradig mukoidbildend. Dagegen sind Zwiebeln, Kohl und Topinambur Lebensmittel, die denselben Zweck erfüllen und obendrein nicht zur Mukoidbildung führen. Soweit mir bekannt ist, bin ich der erste Ernährungsberater, der auf den Wert von Topinambur als Alternative zu Laktose, Molke und Dextrin hingewiesen hat.

Faserstoffe

Unter Faserstoffen (Ballaststoffen) verstehen wir den unverdaulichen Anteil unserer Nahrung. Der Nutzen der Faserstoffe für die Dickdarmfunktion hat in letzter Zeit große Beachtung gefunden. Diese nützliche Wirkung erklärt sich aus mehreren unterschiedlichen Formen von biochemischer Aktivität, und verschiedene Arten von Faserstoffen besitzen verschiedene Kombinationen solcher Eigenschaften.

wichtig

Einige Arten von Faserstoffen unterstützen die Dickdarmfunktion, weil sie zusätzliche Feuchtigkeit im Verdauungstrakt an sich binden. Andere Formen von Faserstoffen fördern die Dickdarmfunktion, indem sie eine Masse bilden, die die Eingeweide dazu anregt, den Darminhalt durch den Darm zu befördern.

Bei ausreichender Zufuhr tragen viele Arten von Faserstoffen dazu bei, eine üppige Laktobakterienpopulation im Darm zu unterstützen. Wie bereits erwähnt, ist dies von entscheidender Bedeutung für die Kontrolle des Mukoidgehalts im Stuhl. Damit die antimukoiden Wirkungen der verschiedenen Arten von Faserstoffen zum Tragen kommen, muss der Verdauungskanal zuerst einmal gut mit Laktobakterien besiedelt sein. Dann tragen die Faserstoffe dazu bei, dass die Laktobakterien ihre Aktivität auf hohem Niveau halten können und nicht absterben müssen.

Eine weitere Nutzwirkung der Faserstoffe besteht darin, dass sie die Werte für die Blutfette senken, entweder für Cholesterin oder die Triglyzeride oder auch für beide zusammen. Erhöhte Cholesterin- oder Triglyzeridwerte im Blut gehören zu den Risikofaktoren bei Herz-Kreislauf-Krankheiten. Alles, was zu einer merklichen Reduzierung dieser Werte beiträgt, gilt als äußerst förderlich für die Gesundheit.

wichtig

Einige der besten Formen von Faserstoffen sind in gekeimtem Gemüse, in Kohl, Karotten und Hirse enthalten, denn diese Lebensmittel enthalten einen relativ hohen Anteil an Faserstoffen mit hoher biologischer Aktivität.

Dagegen enthalten Fleisch, Fisch, Geflügel, Eier, Milchprodukte, Weißmehl, weißer Zucker und andere raffinierte Kohlenhydrate praktisch keine Faserstoffe.

Kleie

Kleie wird aus den harten, unverdaulichen Schalen essbarer Getreidekörner hergestellt. Die Hauptlieferanten für Kleie sind Weizen und Mais. Reis, Roggen, Hafer und Hirse geben weniger Kleie als diese beiden Getreidesorten. Die Schalen der Gerste sind so dick, dass nur Perlgraupen, bei denen ein Teil der Schale wegpoliert wurde, als Nahrungsmittel auf den Markt kommen. Weizenkleie wird gewöhnlich als besonderes Präparat verkauft. Wer seine Ernährung damit ergänzt, tut das mit der Absicht, die Dickdarmfunktion zu unterstützen. Obwohl der Verzehr von Kleie für lockere Stühle sorgen kann, bin ich aus mehreren Gründen dagegen, sie als Hauptquelle für Faserstoffe zu benutzen. Mein erster Einwand gegen Kleie beruht darauf, dass die im Handel erhältliche Weizenkleie einen hohen Anteil an einer als Phytin (-säure) bezeichneten Substanz enthält. Phytin hat die Eigenschaft, Kalzium und Magnesium aus der Nahrung in einer Form an sich zu binden, die diese Mineralstoffe der Resorption entzieht.

Die Anwesenheit von Phytin in Vollkornmehl wurde unter anderem auch für den Kalziummangel verantwortlich gemacht, der sich bei Personen entwickelt, die überwiegend von Vollkornbrot leben. Die Wissenschaft ist der Ansicht, dass Phytin auch die Resorption von Eisen und Zink behindert. Die im Handel befindliche Weizenkleie enthält gewöhnlich über 80 Prozent des im vollen Korn enthaltenen Phytins.

Mein zweiter Einwand gegen Kleie betrifft ihre mukoidbildende Aktivität. Auch wenn Weizenkleie zu einer deutlichen Verminderung des Schleimgehalts im Dickdarm führen kann, geschieht das nach meinen Beobachtungen auf Kosten einer verstärkten Schleimbildung in anderen Körperteilen.

Der dritte Nachteil von Weizenkleie als Quelle für Faserstoffe besteht darin, dass sie nicht zur Senkung des Cholesterinspiegels beiträgt, wie es viele andere Faserstoffe in Gemüse und Obst tun.

Menschen, die gewöhnlich Kleie oder große Mengen ganzer Getreidekörner verzehren, um Verstopfung zu vermeiden, täten gut daran, diese Gewohnheit aufzugeben. Stattdessen sollten sie erstens reichlich Faserstoffe aus Gemüse und Keimen zu sich nehmen und zweitens für eine gesunde Laktobakterienpopulation im Verdauungstrakt sorgen.

Jede Form von Kleie wird dafür sorgen, dass die Stühle lockerer werden und mit mehr Druck ausgeschieden werden. Ein mäßiger Kleieanteil, wie zum Beispiel in einer ausgewogenen Vollwerternährung, wird normalerweise keine schädlichen Wirkungen haben. Wenn aber die Zufuhr von Kleie in irgendeiner Form notwendig wird, um normalen Stuhlgang zu garantieren, dann sollten besser Maßnahmen zur richtigen Lösung dieses Problems durchgeführt werden.

Negative Ionen

Negative Ionen sind Moleküle mit negativer elektrischer Ladung. Sie können in gasförmigem, flüssigem oder festem Milieu auftreten. Soweit unsere Gesundheit davon betroffen ist, haben wir es in erster Linie mit den negativen Ionen in der Atemluft zu tun. Ionen in der Luft werden von kosmischer Strahlung und dem Gas Radon erzeugt, die beide in der unteren Atmosphäre überall gegenwärtig sind. Durch ihren Einfluss werden normale Luftmoleküle in Paare aus einem negativen und einem positiven Ion gespalten. Negative und positive Ionen kommen in der Atmosphäre selten in gleichmäßiger Verteilung vor. Die Luft in der Nähe der Erdoberfläche enthält gewöhnlich etwas mehr positive Ionen, während sie in den höheren Schichten stärker negativ geladen ist. Es kommt zu Blitzen, wenn sich die gesammelte Ladung negativer Ionen in einer Wolke zur Erde hin entlädt. Auf hohen Bergen kann es aber vorkommen, dass negative Ionen in den bodennahen Luftschichten vorherrschen. Stürme und schnell fließendes Wasser wie Wasserfälle und sprudelnde Bergbäche können ebenfalls dafür sorgen, dass sich die Luft in ihrer Nähe negativ auflädt.

Eine wesentliche Rolle der negativen Ionen besteht in ihrer Fähigkeit, Schmutz, Zigarettenrauch, Pollen, Staub, schädliche Bakterien, Viren und andere Schadstoffe aus der Luft zu entfernen. Wenn die Luft mehr negative als positive Ionen enthält, werden die darin schwebenden winzigen Partikel negativ aufgeladen. Dadurch sorgt ihre statische Elektrizität dafür, dass die Partikel sich zu so großen Teilchen zusammenballen, dass sie zu Boden fallen und die Luft dadurch sauberer wird.

wichtig

Reine Luft einzuatmen ist belebend und erfrischend. Diese Erfahrung mit frischer Luft können wir in der Nähe von Wasserfällen oder unmittelbar nach einem Gewitter machen. Atmen wir solche Luft im Schlaf, schlafen wir tiefer und wachen erfrischter auf.

Wenn die Anzahl der positiven Ionen überwiegt, wird die Luft kaum gereinigt. Luftverschmutzung, elektronische Geräte, Klimaanlagen, Heißluft, fallender Luftdruck und jahreszeitlich bedingte heiße und trockene Winde erzeugen einen Überschuss an positiven Ionen, die der Luft die negativen Ionen entziehen.

Durch Entfernung der Schadstoffe aus der Luft können wir den Betrag an Giftstoffen, den unser Körper aufnimmt, erheblich reduzieren. Die meisten Menschen machen sich nicht klar, wie viel Gift sie durch die Atmung aufnehmen. Wenn eine vollwertige Kost mit geringer Mukoidbildung verzehrt wird, kann verschmutzte Luft ohne Weiteres zur Hauptursache für alle schleimbildenden Aktivitäten werden. Ein paar Minuten Tiefatmung an frischer Luft, die durch negative Ionen gereinigt wurde, kann sogar einen Asthma- oder Heuschnupfenanfall lindern oder beenden.

Mukoidbildung als generelles Problem

Mukoidbildung ist ein generelles Problem in unserer modernen Welt. Praktisch jeder von uns hat seit seiner Entwöhnung eine mehr oder weniger stark mukoidbildende Kost gegessen.

Außerdem ist die Luft heutzutage überall mit mukoidbildenden Schadstoffen belastet. Deshalb kommt es in Ihrem ganzen Leben zu erhöhter Mukoidbildung in Ihrem Organismus. Über Jahre hinweg hat sich stagnierendes mukoides Material in Ihrem Körper angesammelt, das Ihnen auf verschiedene Weise immer wieder und zunehmend größere Beschwerden gemacht hat. Selbst Menschen, die davon überzeugt sind, sich jetzt gesund zu ernähren, werden immer noch große Mengen mukoiden Materials in sich herumtragen, solange keine ernsthaften Schritte zu dessen Ausscheidung unternommen werden.

Das in diesem Buch vorgestellte Reinigungsprogramm zeigt Ihnen den ersten Schritt, wie Sie Ihren Körper von dem angesammelten mukoiden Material befreien können. Obwohl es überall in Ihrem Körper zu solchen Ablagerungen gekommen ist, befinden sich die größten Mengen davon im Dickdarm. Weil Stagnation im Kolon schließlich zu einem Rückstau in der Lymphe und in anderen Körpergeweben führt, ist die Dickdarmreinigung der erste Schritt gegen den mukoiden Zustand Ihres Organismus. Es dürfte wohl kaum eine Krankheit geben, bei deren Abwehr Ihr Körper nicht von einer Reinigung des Verdauungs- und des Lymphsystems profitieren könnte. In diesem Buch finden Sie genaue Anweisungen, deren Durchführung täglich nur ein paar Minuten brauchen. Ein Gramm Vorbeugung ist so viel wert wie ein Pfund Behandlung. Machen Sie diesen kleinen Schritt, um Ihren Körper auf lange Sicht vor Krankheiten und Leiden zu schützen, und führen Sie das ganze Reinigungsprogramm für Lymph- und Verdauungssystem durch!

Mukoaktive Heilpflanzen

Bei der Reinigung von Verdauungs- und Lymphsystem spielen mukoaktive Heilpflanzen eine zentrale Rolle. In diesem Kapitel soll erläutert werden, welche Kräuter zu den mukoaktiven Heilpflanzen zählen und wie diese Drogen (Arzneien) den Reinigungsprozess unterstützen bzw. fördern.

Mukoaktive Kräuter sind Heilpflanzen, die zur Beeinflussung von mukoiden Substanzen im Körper genutzt werden können. Unter einer Droge (Arznei) versteht man sachgerecht aufbereitetes (pflanzliches) Material mit signifikanten arzneilichen Wirkungen, wenn sie eingenommen oder auf andere Weise am Körper zur Anwendung kommt, und zwar in so geringen Mengen, dass man sie nicht als Nahrung betrachten kann. Ein Agens (wirksames Prinzip/ Wirkstoff) ist derjenige Bestandteil einer Heilpflanze, eines Lebensmittels oder irgendeiner sonstigen Substanz, der einen Einfluss auf die Gesundheit ausübt, wie er einer besonderen Kategorie von Drogen gemeinsam ist. So ist zum Beispiel ein antimukoides Agens jede Art von Mittel, dessen Wirksamkeit derjenigen einer antimukoiden Heilpflanze entspricht.

Daraus ergibt sich, dass die Verwendung von pflanzlichen Drogen zur Reinigung von Dickdarm und Lymphe eine praktische Anwendung mukoaktiver Heilpflanzenkunde (Phytotherapie) ist. Es gibt eine Vielzahl von mukoaktiven Heilpflanzen, und das Gebiet der mukoaktiven Arzneikunde ist zu umfangreich für eine vollständige Untersuchung an dieser Stelle. Ich will aber versuchen, dieses interessante Thema in ausreichendem Umfang darzustellen, um dem Leser ein Verständnis von der Wirkung verschiedener Drogen bei der Reinigung von Verdauungs- und Lymphsystem zu ermöglichen. Unter den zahlreichen verschiedenen Arten von Mukoaktivität wollen wir hier die muko-triptische, desobstruierende, lymphreinigende, mukosynergistische, mukoaggressive, mukokorrektive und antimukoide besprechen.

Mukotriptische Kräuter

Mukotriptische Kräuter bewirken die Lockerung, Aufweichung oder Auflösung von verhärtetem, stagnierendem oder zusammengepress-tem mukoidem Material im Körper. Mukoides Material umfasst eine Anzahl chemisch unterschiedlicher Substanzen. Der Begriff »mu-kotriptische Kräuter« bezeichnet deshalb ein breites Spektrum von Heilpflanzen, weil nicht jede davon auf jede Form von mukoidem Material einwirken wird. Es gibt mukotriptische Kräuter mit breiter Wirkung, die die meisten Arten von Mukoiden beeinflussen können, sowie andere mit spezifischen Wirkungen auf bestimmte Zustände oder Körperteile. Bei der Reinigung des Verdauungstraktes sind mu-kotriptische Drogen mit einer spezifischen Wirkung von Nutzen, um in diesem Bereich große Mengen von verhärtetem mukoidem Materi-al zu entfernen. Gleichzeitig sollten diese Mittel diejenigen Probleme verhindern, die dann auftreten, wenn gleichzeitig beträchtliche Men-gen von mukoidem Material im ganzen Körper aufgelöst werden.

Während sich mukoides Material in jedem Körperteil ansammeln kann, sind die drei Bereiche, in denen es am häufigsten zu solchen Ansammlungen kommt, der Verdauungstrakt, das Lymphsystem und die Gelenke. Alle drei sind primäre Orte der Mukoidbildung. Die in-nere Schicht der Gelenkkapseln besteht aus Zellen, deren Aufgabe es ist, einen klaren und gleitfähigen Schleim zu bilden, der die Gelenke »schmieren« soll. Unter dem Einfluss mukoidbildender Substanzen sondern diese Zellen aber einen klebrigen, toxischen Schleim ab, der im betreffenden Gelenk störende Ablagerungen bildet.

Mukotriptische Kräuter

Eine Reihe von mukotriptischen Kräutern kann dazu eingesetzt werden, Verstopfungen im Verdauungstrakt zu lösen und eine reinigende Wirkung zu entfalten. Im Folgenden finden Sie eine Übersicht über die Pflanzen bzw. Lebensmittel, die mukotriptisch wirken.

Mukotriptische Arzneien, die auf das mukoide Material im Verdauungstrakt einwirken, werden desobstruierend (Verstopfung beseitigend, entblockend) genannt. Mukotriptische Mittel, die auf das Lymphsystem einwirken, heißen Lymphreiniger. Die Bürstenmassage der Haut ist der wirkungsvollste Lymphreiniger, den ich kenne. Obwohl es viele lymphreinigende Drogen gibt, ist ihre Wirkung im Vergleich zur Bürstenmassage im Allgemeinen schwach.

Pflanze	mukotriptische Wirkstoffe	desobstruierende Wirkstoffe
Aloe	×	×
Augentrost	×	
Balsampappelknospen (»Balm of Gilead Buds«)	×	
Berberitze (Myrica cerifera)	×	×
Brennnesseln	×	
Echter Alant (Inula helenium)	×	
Eis(berg)salat (zu benutzen oder zu trocknen, bevor sich Milchsaft oder betäubende Eigenschaften zeigen)	×	×
Gartenraute	×	
Gelbe Ampferwurzel (Rumex crispus)	×	×

Pflanze	mukotriptische Wirkstoffe	desobstruierende Wirkstoffe
Gummi arabicum (Gummiharz aus Akazienarten)	×	×
Haferstroh	×	
Irisches Moos	×	×
Jojobaöl	×	
Maisfasern	×	×
Olivenöl	×	×
(Kanadische) Orange- oder Gelbwurz(el) (Hydrastis canadensis)	×	×
Rosmarin	×	×
Rotkleeblüten	×	
Schnittlauch	×	×
Spaghettikürbis	×	
Spirulina (Plankton)	×	×
Spitzwegerich	×	×
Tomaten	×	
Veilchenblätter	×	
Vogelmiere	×	×
Wachsmyrte-Rinde (Amerikanische W.)	×	×
Weintrauben	×	×
Weiße Zaunrübenwurzel (Bryonia alba)	×	×
Zucchini	×	×

Synergie

Unter Synergie versteht man das Zusammenwirken von zwei oder mehr Wirkstoffen, deren Gesamtwirkung größer ist als die Summe der Einzelwirkungen. Mukotriptische Synergie oder Mukosynergie bezeichnet ein solches Zusammenwirken von mukotriptischen Wirkstoffen; sie ist von entscheidender Bedeutung bei der Reinigung des Verdauungstrakts mithilfe von Heilpflanzen. Mir ist keine Heilpflanze bekannt, die für sich allein den Verdauungstrakt vollständig reinigt, auch wenn man sie noch so lange benutzt. In Wirklichkeit zeigen sich die desobstruierenden Eigenschaften von einigen der zuvor aufgelisteten Mittel erst, wenn diese als Bestandteil einer mukosynergistischen Kombination verwendet werden.

Aus der Tatsache, dass Ablagerungen von Mukoiden sich aus zahlreichen unterschiedlichen Substanzen zusammensetzen, lässt sich auch das Phänomen der Mukosynergie erklären. Nehmen wir einmal an, ein verhärtetes Material besteht aus einer als A bezeichneten Gruppe von Substanzen und einer Gruppe B. Dann wird eine Mischung aus einem starken Lösungsmittel für Gruppe A (aber nicht B) und einem solchen Mittel für Gruppe B (aber nicht A) eine stärkere Lösungswirkung auf das verhärtete Material ausüben als die Summe der Wirkungen bei getrennter Benutzung der beiden Mittel.

Ein multisynergistisches Arzneimittel wird synergistische Kombinationen mit vielen anderen Drogen bilden. Die wichtigste Heilpflanze dieser Art ist die Lobelie, deren Heilwirkung schon seit Langem bekannt ist. Die moderne Phytotherapie hat jedoch Dr. J. Christopher für seine unermüdliche Arbeit zu danken, durch die die synergistische Bedeutung der Lobelie breite Anerkennung fand. An dieser Stelle möchte ich den Spitzwegerich (Plantago major oder Plantago lanceolata) als zweitwichtigste multisynergistische Heilpflanze vorstellen. Er kann die Aktivität vieler verschiedener mukotriptischer Drogen verstärken. Bei alleiniger Verwendung sind die mukotriptischen Ei-

genschaften des Spitzwegerichs signifikant, aber nicht außergewöhn-
lich. Doch in Kombination mit anderen Heilpflanzen kann er eine gute
Rezeptur in eine ausgezeichnete verwandeln.

Reinigung der Lymphe

Lymphsäubernde Mittel verringern die Menge des mukoiden Materials im Lymphsystem. Das wird gewöhnlich durch Verdünnung der
mukoiden Substanzen in der Lymphe erreicht, sodass diese leichter
in den Dickdarm abfließen können. Die Anregung der Muskeln, die
die Lymphflüssigkeit durch die Lymphgefäße pumpen, hat ebenfalls
lymphsäubernde Wirkungen.

Die meisten lymphsäubernden Kräuter zeigen keine antimukoide
Wirksamkeit. Der Unterschied zwischen einer antimukoiden und
einer lymphsäubernden Droge besteht darin, dass Erstere vor der
Bildung von mukoidem Material in Aktion tritt und Letztere danach.
Ein antimukoides Mittel beseitigt die mukoidbildenden Substanzen,
bevor sich Mukoide bilden, während ein lymphsäuberndes Mittel das
mukoide Material aus der Lymphe entfernt, nachdem es bereits ent-
standen ist. Ein lymphsäuberndes Mittel wird den Mukoidgehalt des
Stuhls nicht verringern, wenn es selbst keine antimukoiden Eigenschaften besitzt. Zahlreiche antimukoide Arzneimittel wirken ebenfalls lymphsäubernd.

wichtig

Mit der »Säuberung der Lymphe« und der »Reinigung des Lymphsystems« werden zwei verschiedene Prozesse bezeichnet.

Im ersten Fall bedeutet Säuberung die Entfernung von Verunreini-
gungen (zum Beispiel aus einer Lösung). Reinigung im zweiten Fall
bedeutet dagegen das Zerkleinern, Auflösen und Ausschwemmen
von verhärtetem Material. Reinigung des Lymphsystems bedeutet,

das verhärtete, abgelagerte und zusammengepresste Material zu lösen und zu entfernen sowie alle Lymphgewebe von Entzündungen zu befreien. Dazu braucht man gewöhnlich mehrere Monate. Säuberung der Lymphe bedeutet dagegen, für die wässrige Konsistenz der Lymphflüssigkeit (anstelle einer mukoiden Konsistenz) zu sorgen. Das lässt sich oft in ein paar Stunden bewerkstelligen.

Der Unterschied zwischen einem Mittel zur Lymphsäuberung und einem zur Lymphreinigung lässt sich vergleichen mit dem Unterschied zwischen einem Verdünner und einem Entferner von Farbstoffen. Ein Verdünner wirkt auf die frische Farbe, während ein Entferner trockene, verkrustete Farbreste auflöst. Weil Lymphreinigung der gründlichere Vorgang ist, haben lymphreinigende Mittel wie die Bürstenmassage ebenfalls einen lymphsäubernden Effekt, während umgekehrt die (weniger aktiven) lymphsäubernden Mittel im Allgemeinen keine lymphreinigende Wirkung aufweisen. Der Reinheitsgrad der Lymphe ist ständigen Schwankungen ausgesetzt und kann sich schon nach einer einzigen Mahlzeit deutlich ändern. Selbst nach einer Reinigung des gesamten Lymphsystems sollte für die Sauberkeit der Lymphflüssigkeit gesorgt werden, weil aus den Körperzellen ständig Abfallstoffe in die Lymphe gelangen. Den Dickdarm frei und sauber zu halten ist ein wichtiger Schritt zur Sauberhaltung der Lymphe, weil dadurch mukoides Material leichter aus der Lymphe in den Darm abfließen kann.

Die meisten lymphsäubernden Mittel erhöhen die Toxizität des Blutes. Das liegt daran, dass die meisten dieser Mittel die mukoiden Substanzen in der Lymphe verdünnen, sodass sie schneller in den Dickdarm gelangen. Dabei werden jedoch einige der im Lymphschleim gebundenen Giftstoffe freigesetzt und gelangen in die Lymphe, die dann in den Blutkreislauf einmündet und sich mit dem Blut vereinigt. Lymphsäubernde Mittel mit diesen Eigenschaften werden am besten mit einer geeigneten Menge an blutsäubernden Kräutern kombiniert, sodass gleichzeitig auch das Blut gesäubert wird, anstatt toxischer zu werden.

Zu den Pflanzen mit lymphsäubernder Wirkung gehören folgende:
- Aloe
- Bärentraube (Arctostaphylos uva-ursi)
- Balsampappelknospen
- Blasentang
- Blutwurz (Tormentill)
- Chaparral (immergrünes Eichengebüsch [Croton crymbulosus])
- Chia Seeds (Samen der Salbeiart Salvia columbariae)
- Eis(berg)salat (hochwirksam; zu benutzen oder zu trocknen, bevor sich Milchsaft oder betäubende Eigenschaften zeigen)
- Gemeine Quecke
- Gummi arabicum
- Haferstroh
- Hefe
- Irisches Moos
- Kiefernnadelöl (in kleinen Mengen)
- Kohl
- Lobelie
- Mahonienwurzel (Mahonia aquifolium, eine Berberitzenart)
- Pfeilwurzel (Ku[d]zu)
- Rotkleeblüten
- Salbei
- Sumach(baum)rinde/Färberbaumrinde (hochwirksam)
- Thymian
- Wachsmyrte-Rinde (hochwirksam)
- Weiße Zaunrübenwurzel
- Weizengras
- Wildkirschenrinde (amerikanische Traubenkirsche [Prunus virginiana])
- Zitronenmelisse

Alle diese Pflanzen erhöhen die Toxizität des Blutes, außer: Bärentraube, Balsampappelknospen, Chaparral, Eissalat, Gemeine Quecke, Gummi arabicum, Kohl, Mahonienwurzel und Zitronenmelisse.

Dynamik des Arzneimittelgebrauchs

In den letzten Jahrzehnten wurde die medizinische Praxis von allopathischen Heilverfahren beherrscht. Unter Allopathie versteht man Behandlungsmethoden mit Medikamenten, deren Aktivität den Auswirkungen der behandelten Krankheit direkt entgegengesetzt ist (bei der Homöopathie hingegen wird »Ähnliches mit Ähnlichem« geheilt). So besteht zum Beispiel eine allopathische Vorgehensweise darin, Schmerzmittel gegen Schmerzen oder fiebersenkende Mittel gegen Fieber zu geben und ein hochgradig geschädigtes Organ chirurgisch zu entfernen.

Heutzutage wächst das Interesse an Alternativen zu allopathischen Behandlungsmethoden. Heilpflanzen und andere Methoden der Naturheilkunde finden zunehmende Beachtung.

Obwohl es auch möglich ist, natürliche Heilmittel in allopathischer Manier zur symptomatischen Behandlung einzusetzen, wirkt die Mehrzahl natürlicher Heilmittel anders als die Mehrzahl pharmazeutischer Medikamente. Die hauptsächliche Wirkungsweise der meisten modernen Medikamente besteht in irgendeiner Art von unterdrückender Aktivität, die den sich manifestierenden Symptomen direkt entgegenwirkt, indem sie bestimmte Körperfunktionen hemmt. Obwohl es auch Naturheilmittel gibt, die auf diese Weise wirken, besitzen andererseits fast alle natürlichen Mittel eine Wirkungsweise, die in irgendeiner Art toxische Substanzen bewegt oder beeinflusst. Fast bei jeder Krankheit findet sich in der Kette der ursächlichen Faktoren irgendwo ein Punkt, an dem toxische Substanzen die normalen Körperfunktionen beeinträchtigen. Wenn wir uns an die Natur um Hilfe wenden, gibt sie uns in ihrer Weisheit meistens etwas in die Hand, das auf die toxischen Substanzen einwirkt, die an der Quelle des Übels liegen. Daher verfügen die meisten Heilpflanzen über mindestens einen Wirkungsmechanismus, der in irgendeiner Weise für die Beseitigung von toxischen Substanzen im Körper sorgt.

Reinigungsreaktionen

Wenn Giftstoffe bei den Reinigungsvorgängen im Körper in Bewegung geraten, kann es vorübergehend zu Reaktionen auf die Neuverteilung der Toxine im Organismus kommen. Das äußert sich in einer Vielzahl von verschiedenen Symptomen, die als Reinigungsreaktionen (oder -krisen) bezeichnet werden. Ein Arzneimittel mit der Eigenschaft, solche Reaktionen hervorzurufen, wird als aggressives reinigendes Mittel bezeichnet.

wichtig

Beispiele für Reinigungsreaktionen sind Hautausschläge, Schwindel, Schlafstörungen, Juckreiz, nervöse Unruhe und die Verschlimmerung bestehender Symptome.

Während Reinigungskrisen in mancherlei Formen auftreten können, ist die Zahl der zugrunde liegenden Mechanismen relativ gering: Blutaggressive Arzneimittel erhöhen die Toxizität des Blutes, und lymphaggressive Mittel diejenige der Lymphe. Da gebundene Giftstoffe gelöst werden, werden sie vom Blut oder der Lymphe aufgenommen, die sie dann zu den Ausscheidungsorganen – Leber, Nieren, Lungen, Darm und Haut(-poren) – transportieren, um von dort aus dem Körper entfernt zu werden. Zu Reinigungsreaktionen kommt es dann, wenn mehr Giftstoffe in Blut oder Lymphe gelangen, als von den Ausscheidungsorganen sofort beseitigt werden können.

Eine andere Art von Reinigungsreaktion zeigt sich bei einer mukoaggressiven Wirkung. Eine Heilpflanze, die eine solche Reaktion hervorrufen kann, wird mukoaggressiv genannt. Mukoaggressive Mittel sind meistens mukotriptische Wirkstoffe, die das verhärtete oder zusammengepresste mukoide Material lockern, ohne es von seinem Platz im Körper zu entfernen. Im Verlauf solcher Aufweichungsvorgänge schwillt dieses Material mit Wasser an. Das kann im Gewebe einen Druck erzeugen, der als tatsächliche Störung empfunden wird.

Mukoaggressive Reaktionen äußern sich als Schmerzen, als Steifheit, als Schwellungen in Gelenken und Muskeln oder als stechendes Gefühl in den Körpergeweben. Von den mukotriptischen Mitteln in diesem Kapitel haben die meisten auch mukoaggressive Eigenschaften. Meines Wissens sind nur die folgenden (mukotriptischen) Heilpflanzen frei von mukoaggressiver Aktivität:

- Eissalat
- Gelbe Ampferwurzel
- Maisfäden
- Spitzwegerich
- Weiße Zaunrübenwurzel

Die Reinigungsreaktion, zu der es bei desobstruierenden Mitteln kommt, ist verstopfter und unregelmäßiger Stuhlgang. Wird verhärtetes mukoides Material im Verdauungstrakt aufgelöst, absorbiert es wieder Wasser und wird aufs Neue klebrig. Wenn sich dieses klebrige mukoide Material mit dem normalen Darminhalt vermischt, führt das zu längeren Passagezeiten, die ihrerseits, wie im Kapitel »Verstopfung« erklärt, verstopfteren und unregelmäßigeren Stuhlgang hervorrufen.

Eine weitere Reinigungsreaktion sind Blähungen oder Gasbildung (Flatulenz, Meteorismus). Wie im Kapitel »Reinigung von Verdauungs- und Lymphsystem« ausgeführt, gehört es zu den Funktionen der Verdauungssäfte, die Gasbildung im Verdauungssystem zu verhindern. Die Sekrete der Leber und der Gallenblase fließen durch den sogenannten Galle führenden Gang (Ductus choledochus) in den Zwölffingerdarm. Wenn die Leber bei ihrer Reinigungs- und Entgiftungstätigkeit zähflüssige, schlammige Substanzen ausscheidet, kann das zur Verstopfung des Galle führenden Ganges führen. Dadurch wird der Fluss der Verdauungssäfte in den Darm verhindert, und es kann zu verstärkter Gasbildung kommen.

Vermeidung von Reinigungsreaktionen

Nach weit verbreiteter Auffassung stellen Reinigungsreaktionen eine notwendige Folge von Reinigungsmaßnahmen im Körper dar und lassen sich auf längere Sicht nicht verhindern.

Meine entscheidende Botschaft, die für all meine Kräuter- und Ernährungsprogramme gilt, besteht in der Aussage, dass die eben erwähnte Auffassung ausdrücklich verkehrt ist. Um Reinigungsreaktionen zu kontrollieren, muss man nur genau wissen, wie die Reinigungsvorgänge im Körper funktionieren, und man sollte sich bei der Zusammenstellung solcher Programme an zwei einfache Regeln halten. Jedes meiner Gesundheitsprogramme zeichnet sich dadurch aus, dass es zu guten Ergebnissen führt, ohne dass es dabei zu Reinigungskrisen kommt, außer in seltenen Fällen zu unbedeutenden, unregelmäßigen und leichten Reaktionen. Reinigungsreaktionen lassen sich verhindern, wenn man sich an folgende zwei Regeln hält:

- Umfang und Geschwindigkeit der Reinigung sollten in beherrschbaren Grenzen gehalten werden.
- Die aggressiven Eigenschaften reinigender Wirkstoffe sind durch geeignete aggressionshemmende Gegenmittel auszugleichen.

Blutsäubernde Arzneimittel erhöhen das Maß, in dem Giftstoffe aus dem Blut entfernt werden. Lymphsäubernde Mittel erhöhen das Maß, in dem Giftstoffe aus der Lymphe entfernt werden. Unter der Voraussetzung, dass man ihre Dosierung in beherrschbaren Grenzen hält, können blutaggressive und lymphaggressive Mittel eingesetzt werden, ohne die Toxizität des Blutes oder der Lymphe zu erhöhen, indem man sie mit geeigneten Mengen an blutsäubernden und lymphsäubernden Mitteln kombiniert. Man sollte dabei jedoch beachten, dass ein bestimmtes Höchstmaß an Blut- und Lymphsäuberung nicht überschritten werden darf; das hat zur Folge, dass es auch bei den blut- und lymphsäubernden Aktivitäten ein entsprechendes Höchstmaß gibt, das durch Gegenmaßnahmen ausgeglichen werden kann.

Mukokorrektive Mittel wirken mukoaggressiven Reaktionen entgegen, indem sie aufgeweichtes mukoides Material aus einem begrenzten Bereich ausschwemmen. Sie verfügen im Allgemeinen nicht über die wirksame mukotriptische Aktivität, die zur Auflösung von verhärtetem mukoidem Material notwendig ist, aber sie ergänzen diese Art von Aktivität, indem sie die mukoiden Substanzen nach ihrer Auflösung entfernen. Die dadurch entfernten Stoffe werden in erster Linie in Form von Gallenflüssigkeit durch die Leber ausgeschieden. Die Anwendung mukokorrektiver Mittel erhöht deshalb den Gallenfluss. Weil es bei der Gallenproduktion eine Toleranzgrenze gibt, bestehen entsprechende Grenzen bei der Verwendung mukokorrektiver Mittel und auch Grenzen in der ausgleichenden Wirkung gegen mukoaggressive Aktivität.

Einige der mukokorrektiven Kräuter sind die folgenden:
- Enzianwurzel
- Kardobenediktenkraut (Benediktendistel [Cnicus benedictus])
- Löwenzahnwurzel
- Rosmarin

Karminative (blähungstreibende) Drogen lindern die Gasbildung im Verdauungstrakt. Sie erreichen das, indem sie den Galle führenden Gang von den Ablagerungen befreien, die den Fluss der Verdauungssekrete in den Darm behindern. Deshalb sollte ein ausreichender Anteil von karminativen Wirkstoffen in jeder Kräuterrezeptur enthalten sein, da es sonst zur Gasbildung kommen kann.

An dieser Stelle wollen wir nicht erörtern, wie mit der Möglichkeit umzugehen ist, dass desobstruierende Mittel verstopfen und unregelmäßigen Stuhlgang hervorrufen. Diese Frage werden wir später behandeln, wenn wir die praktische Durchführung des Reinigungsprogramms ausführlich erklären. Die Aufgabe, das Ausmaß der Reinigung in beherrschbaren Grenzen zu halten, erfordert eine sorgfältige Auswahl der benutzten Drogen. So bietet zum Beispiel die umfangreiche Liste der mukotriptischen Heilpflanzen eine große Auswahl. Die Liste der lymph- und blutsäubernden Mittel ist ebenfalls lang. Wenn man eine Kräutermischung entwickelt, sind stets viele mögliche Kombinationen zu berücksichtigen.

Bei manchen Methoden der Arzneimischung ist es üblich, die stärksten der bekannten Mittel mit den gewünschten Eigenschaften zu kombinieren. Das führt oft zu größeren aggressiven Reinigungswirkungen, als durch hemmende Gegenmittel ausgeglichen werden können. Es ist dann nicht überraschend, dass die Person, die eine derartige Rezeptur benutzt, zu dem Schluss gelangt, Reinigungskrisen seien unvermeidlich. In der Tat scheint eine solche Auffassung dazu zu führen, dass die betroffene Person die Wirkkräfte einer Arznei eher an ihrer aggressiven reinigenden Aktivität misst als durch die sorgfältigere und schwierigere Bewertung ihres gesundheitlichen Wertes. Aus einer derartigen Einstellung entsteht die Gewohnheit, hochgradig aggressive Drogen auszuwählen, selbst wenn sich das gewünschte Resultat besser mit weniger aggressiven Mitteln erreichen ließe.

Bei der Zusammenstellung der Kräuter für mein Reinigungsprogramm habe ich mehrere wichtige Maßnahmen ergriffen, die zu höchst wirkungsvollen Ergebnissen mit geringer Tendenz zu Reinigungsreaktionen geführt haben:
- Ich habe hochgradig aggressive Drogen vermieden.
- Die verwendeten mukotriptischen Drogen zeichnen sich so weit wie möglich durch spezifische Wirkungen auf den Verdauungstrakt aus. Dadurch erreicht man ein gutes Maß an Reinigungswirkung im Verdauungstrakt, während gleichzeitig das Ausmaß der Reinigungswirkungen auf andere Körperbereiche gering gehalten wird.
- Ich habe sehr viel Mühe darauf verwandt, mukosynergistische Kombinationen zu finden, durch die die reinigende Aktivität der Rezeptur verbessert wird. Dabei bin ich zu positiven Ergebnissen gelangt, denn es gelang, die erwünschte Aktivität zu erhöhen, ohne dass es praktisch zu einer Steigerung der mukoaggressiven Wirkungen kam.

- Die mäßige aggressive Reinigungsaktivität, die sonst noch zurück-
  geblieben wäre, wurde durch geeignete aggressionshemmende
  Mittel ausgeglichen.

Blutsäubernde Mittel

Ich benutze den Begriff »blutsäubernd« in einem enger definierten
Sinn als die meisten Schriften zur Kräuterkunde. Blutsäubernd ist für
mich ein Wirkstoff, der der blutaggressiven Aktivität entgegenwirkt,
indem er den Abtransport von Abfallstoffen (wie Harnsäure) aus dem
Blut fördert. Zu den blutsäubernden Pflanzen gehören:

- Ackerhahnenfuß (Ranunculus arvensis)
- Balsampappelknospen
- Birkenrinde
- Blaue Schwertlilie (Wurzel)
- Chaparral (immergrünes Eichengebüsch [Croton crymbulosus])
- Eis(berg)salat (zu benutzen oder zu trocknen, bevor sich Milchsaft
  oder betäubende Eigenschaften zeigen)
- Enzianwurzel
- Gelbe Ampferwurzel
- Gemeine Quecke
- Grauer Walnussbaum (Rinde)
- Große Klette (Wurzel, [Arctium lappa])
- Kohl
- Knoblauch
- Mahonienwurzel
- Rosmarin
- Sonnenhutwurzel (Echinacea)

Davon sind die folgenden auch lymphaggressiv:
- Enzianwurzel
- Große Klette (Wurzel)
- Knoblauch

In der Geschichte der Kräutermedizin gab es eine Anzahl von Wirkungsweisen, die man der Blutreinigung zugeschrieben hat. So war man der Ansicht, dass Hautausschläge durch einen erhöhten Giftstoffanteil im Blut verursacht werden, sollten diese Giftstoffe durch die Haut ausgeschieden werden.

Deshalb klassifizierte man Arzneimittel, die bei Hautausschlägen heilend wirken, als blutsäubernd. Natürlich werden Hautausschläge durch erhöhte Toxizität verursacht, aber diese Toxine stammen nicht unbedingt aus dem Blut. Bis auf den heutigen Tag gibt es immer noch Autoren, die im Zusammenhang mit dem Kreislauf Blut nicht von Lymphe unterscheiden und bei denen oft genug Symptome einer toxischen Lymphe als Symptome toxischen Blutes bezeichnet werden. In Verbindung mit dieser gängigen Praxis werden auch Drogen mit günstiger Wirkung auf die Lymphknoten als blutsäubernd bezeichnet.

Schließlich gibt es noch die Vorstellung von den alterierenden (umstimmenden, blutreinigenden) Mitteln: Diese verbessern allmählich das Gesamtbefinden und stellen die normalen Körperfunktionen wieder her, und man schreibt dies ihren blutreinigenden Wirkungen zu. Um diese Leistung zu vollbringen, müssten sie den ganzen Körper reinigen und besser als »Körperreiniger« bezeichnet werden. Trotzdem werden die Begriffe »alterierend« und »blutsäubernd« oft als Synonyme betrachtet. Mukotriptische Drogen haben im Allgemeinen gute blutsäubernde Wirkungen, und so gelten viele davon als alternativ oder blutsäubernd.

Was hindert Sie noch?

Ein Hinderungsgrund für die generelle Akzeptanz von Heilkräutern und anderen Verfahren der Naturheilkunde war die Tatsache, dass sie allzu oft Heilkrisen auslösten. Das hat viele Menschen dazu gebracht, sich von den Heilmitteln der Natur abzuwenden und sich stattdessen solcher Behandlungsmethoden zu bedienen, die nur die Symptome unterdrücken, ohne die Ursachen zu beseitigen. Professionelle Heiler auf dem Gebiet der Naturheilkunde haben weitgehend vor der Herausforderung versagt, ihre Kunst auszuüben, ohne ihren Patienten Reinigungskrisen zuzumuten. Oft vertraten sie die Einstellung, es sei ein Naturgesetz, dass der Patient bei Anwendung natürlicher Heilverfahren mit einer Verschlimmerung seiner Beschwerden zu rechnen hätte, bevor es ihm besser ginge. Dies geschah in der Absicht, die Patienten darauf vorzubereiten, dass sie die zu erwartenden Reinigungskrisen einfach durchzustehen hätten. Auch wenn sich vielleicht ein paar Leute darauf einließen, wirkte diese Einstellung auf die Mehrzahl der Patienten eher entmutigend. Was die Menschen brauchen, ist natürliche Gesundheitsfürsorge ohne ernsthafte Reinigungskrisen, und diese Möglichkeit steht Ihnen durch das hier beschriebene Programm zur Verfügung.

wichtig

Alle Naturheiler stimmen fast ausnahmslos darin überein, dass die meisten Krankheiten mit einem toxischen Dickdarm beginnen und die Reinigung des Dickdarms den ersten und wichtigsten Schritt zu besserer Gesundheit bildet.

Mit der in diesem Buch vorgestellten Methode der Kolon-Sanierung können alle Menschen, die ihre Gesundheit in eigener Verantwortung pflegen wollen, ihren langen Marsch zu neuem Wohlbefinden ohne Zögern beginnen. Alle können sich nun die Absicht der Natur zunutze machen und ihre leiblich-seelische Ganzheit verwirklichen, deren Grundlage die richtige Pflege des Dickdarms ist.

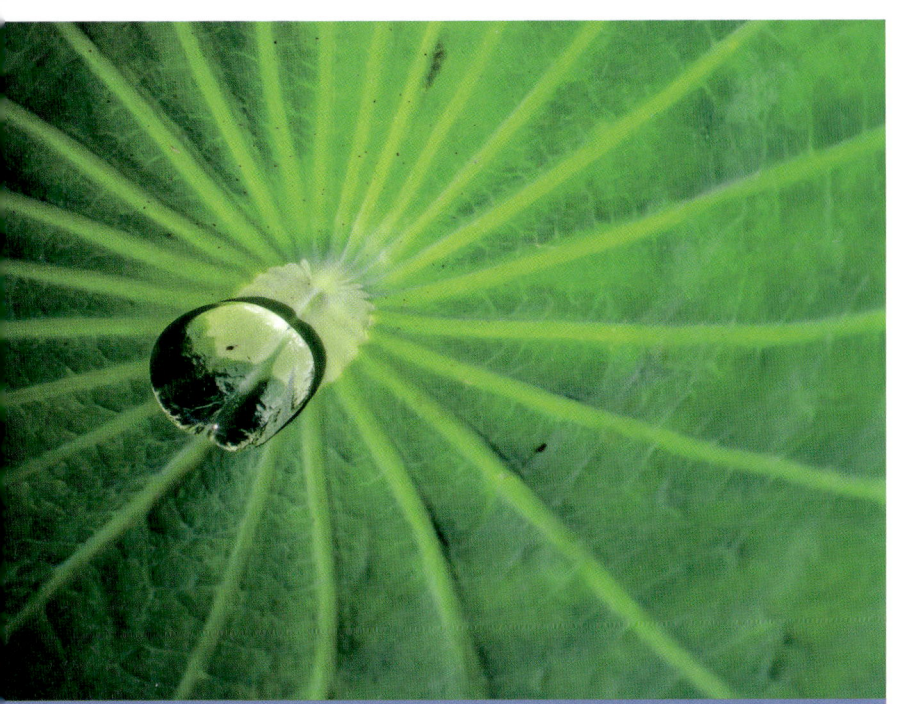

Der Schlüssel zu um-
fassender Gesundheit

Das Dickdarm-Reinigungsprogramm
nach Robert Gray ist ein Segen für den
Darm. Aber auch der gesamte Körper profitiert von der systematischen
Entgiftung.

Die praktische Durchführung des Reinigungsprogramms

Ein Dickdarm-Reinigungsprogramm muss drei Funktionen erfüllen, um alles stagnierende Material aus dem Kolon zu entfernen: Es sollte erstens die laufende Produktion von mukoidem Material im Verdauungstrakt stoppen oder reduzieren, zweitens das stagnierende Material lösen und drittens das gelöste Material entfernen.

Wirkungen einer Dickdarmreinigung

Kontrolle der Mukoidbildung

Der Umfang, in dem die laufende Produktion von mukoidem Material reduziert werden muss, hängt von der Wirksamkeit des Mittels ab, das zur Auflösung des alten, verhärteten mukoiden Materials an den Darmwänden benutzt wird. Der feuchte Darminhalt kann nur eine begrenzte Menge mukoiden Materials in Lösung halten. Wenn alle mukoidlösenden Wirkungen eines Dickdarm-Reinigungsmittels durch frisch gebildete mukoide Materialien aufgebraucht werden, bleibt nichts für die Auflösung der verhärteten mukoiden Substanzen übrig. So wird nur verhindert, dass neue Ablagerungen entstehen. Wenn die laufende Mukoidbildung etwas geringer ist, bleibt noch ein kleiner Überschuss an mukoidlösender Aktivität übrig, der auf die verhärteten Ablagerungen einwirken kann. Dann wird die Darmreinigung voranschreiten, aber in sehr langsamem Tempo. Wenn die laufende Mukoidbildung zum Erliegen kommt, wird sich die gesamte verfügbare mukoidlösende Aktivität auf das stagnierende Material richten, und die Darmreinigung wird große Fortschritte machen.

Die meisten ernsthaften Dickdarm-Reinigungsprogramme verlangen entweder Fasten oder die Einhaltung einer von Mukoidbildung völlig freien Kost aus Gemüse, Früchten und manchmal Sprossen. Das bewirkt das Anhalten der Mukoidbildung im Magen-Darm-Trakt. Das hier angewandte Verfahren ist so wirkungsvoll, dass in den meisten Fällen eine ziemlich mukoidbildende Kost verzehrt werden kann und die innere Reinigung dennoch Fortschritte macht. Wenn einmal verstanden wurde, wie durch ein Übergewicht mukoidbildender Einflüsse und durch einen niedrigen Stoffwechselumsatz die Reinigungsvorgänge verlangsamt werden, ist die Kostwahl letztlich ins persönliche Ermessen desjenigen gestellt, der aus diesem Programm Nutzen ziehen möchte.

Lösung des stagnierenden Materials

Im Kapitel »Mukoaktive Heilpflanzen« haben wir die Nützlichkeit mukotriptischer Heilpflanzen für die Auflösung stagnierenden Materials im Kolon besprochen. An dieser Stelle möchte ich drei andere Mittel

WISSEN

Das Darmreinigungsprogramm nach Robert Gray

Das hier vorgestellte Darmreinigungsprogramm verwendet eine Kombination aus Laktobakteriennahrung (in den verwendeten Präparaten enthalten), zusätzlicher Laktobakterienzufuhr (wenn nötig) sowie der Reduktion der mukoidbildenden Nahrungszufuhr in dem Maß, wie es erforderlich ist, um die Mukoidbildung im Darm unter Kontrolle zu halten. Auf diese Weise wird versucht, das Ziel nicht allein durch Nahrungsverbote zu erreichen. Zusätzlich wurde die Bedeutung des Stoffwechselumsatzes im Zusammenhang mit der Mukoidbildung erklärt und eine einfache Methode vorgestellt, um den eigenen relativen Stoffwechselumsatz zu messen.

vorstellen, die ebenfalls zu diesem Zweck benutzt werden, aber vorher nicht erwähnt wurden: Ton(-erde), Bimsstein und Bentonit (ein quellfähiges Tonmineral). Bentonit und Bimsstein sind besondere Formen von Vulkanasche, die im deutschsprachigen Raum aber nicht zur Anwendung kommen. Diese drei Mineralien zeigen recht gute Wirkungen bei der Auflösung von stagnierendem Material.

Ihre Wirkungsweise unterscheidet sich jedoch grundlegend von meiner Kräutermischung. Diese löst verhärtetes mukoides Material schichtweise auf. Das aufgelöste Material quillt dann mit Wasser auf sein ursprüngliches Volumen auf und wird als weiche Masse ausgeschieden. Bentonit, Bimsstein und Tonerde entfernen das verhärtete mukoide Material von den Dickdarmwänden, ohne es aufzulösen, zu befeuchten oder aufzuweichen. Manchmal werden durch diese drei Mineralien große Klumpen oder Streifen freigesetzt, die so hart wie Gummi von Autoreifen sind und den Transport frischer Exkremente behindern können.

Da der Dickdarm nicht dafür angelegt ist, harte, gummiartige Substanzen zu transportieren, sondern weiche, feuchte und leicht formbare, sollte man langsam und vorsichtig vorgehen, wenn man Bentonit, Bimsstein oder andere Tonmineralien benutzt.

Kaffee: Der Einsatz von Kaffee-Einläufen zur Dickdarmreinigung ist in den Vereinigten Staaten recht verbreitet. Kaffee ist dabei nicht annähernd so wirkungsvoll wie viele mukotriptische Heilkräuter. Kaffee-Einläufe werden natürlich rektal eingeführt, denn das Trinken von Kaffee hat keinerlei darmreinigende Wirkung.

Wasser: Dies ist das Lösungsmittel bei Darmspülungen (Kolon-Hydrotherapie). Seine schwache, aber stetig lösende Aktivität wird nur einen Teil des stagnierenden Materials aus dem Kolon entfernen.

Entfernung von gelöstem Material

Die Reinigung des Dickdarms kann sehr viel schneller erfolgen, wenn der alte Kot entfernt wird, sobald er sich zu lösen beginnt, anstatt zu warten, bis er locker genug ist, um einfach abzugehen. Wenn verhärtetes mukoides Material sich löst, wird es erneut klebrig. Durch Wiedereinführung dieses Materials in den Fluss des Dickdarminhalts kommt es recht oft zu stark verstopftem und unregelmäßigem Stuhlgang. Es kann sehr lange dauern, bis sich das ganze mukoide Material so weit gelöst hat, dass der Stuhlgang wieder regelmäßig erfolgt. Deshalb ist es wichtig, aufgelöstes Material schnell abzutransportieren.

Flohsamen (Plantago ovata) ist dabei unübertroffen. Er quillt im Wasser enorm auf und bildet eine voluminöse, geleeartige Masse mit der erstaunlichen Eigenschaft, große Mengen von klebrigem mukoidem Material zu binden und trotzdem eine nicht klebende und gleitfähige Konsistenz zu bewahren. Dadurch wird der klebrige, zusammengepresste, wieder aufgelöste Kot in eine feuchte, voluminöse und nicht klebrige Masse verwandelt, die dann leicht aus dem Körper ausgeschieden werden kann. Flohsamen unterstützt auch die Aktivität mukotriptischer Wirkstoffe, indem er im Darm beträchtliche zusätzliche Mengen an Wasser bindet. Dieses Wasser wird dringend benötigt, um das ausgetrocknete mukoide Material aufzuweichen.

Wasser ist ebenfalls ein zuverlässiges Mittel, um losgelösten Kot aus dem Kolon zu entfernen. Ein Einlauf (oder zwei) wird alles gelöste Material ausschwemmen, ohne die langen Wartezeiten, mit denen man bei oraler Einnahme von abführenden Mitteln zu rechnen hat.

Verschiedene Reinigungsmethoden

Lassen Sie uns einige der heute vor allem in Nordamerika üblichen Methoden der Dickdarmreinigung betrachten.

Olivenölfasten. Dabei nimmt die fastende Person einige Tage lang nur Wasser und zwei Esslöffel Olivenöl mit einem halben Glas Orangensaft zu sich, und zwar vier- bis fünfmal täglich. Wenn sich kurz nach dem Fastenbrechen kein regelmäßiger Stuhlgang einstellt, kann man mit Wassereinläufen Abhilfe schaffen. Hier benutzt man Fasten, um die laufende Mukoidbildung zu stoppen, Olivenöl, um das stagnierende Material zu lösen, und Einläufe, um im Bedarfsfall das gelöste Material zu entfernen. Mit dieser Methode wird man gewöhnlich viel alten Kot los, aber man müsste das Olivenölfasten viele Male wiederholen, um den Dickdarm vollständig zu reinigen.

Vulkanaschefasten. Dabei handelt es sich um ein siebentägiges Saftfasten, bei dem mehrmals täglich Flohsamen und Bentonit oder Bimsstein eingenommen werden. Manchmal wird auch Tonerde anstelle von Vulkanasche benutzt. Bei einer bestimmten Variante dieses Fastenprogramms muss der Fastende täglich einen stundenlang dauernden Kaffee-Einlauf von zwei Litern machen. Dabei wird der Dickdarm massiert, während der Kaffee nacheinander in kleinen Mengen eingeführt wird. Hier benutzt man das Fasten, um die Mukoidbildung zu unterbinden, und Vulkanasche oder Tonerde, manchmal in Verbindung mit Kaffee und Massage, um das stagnierende Material zu lösen, und Flohsamen sowie manchmal auch Einläufe, um das gelöste Material auszuscheiden. Mehrere siebentägige Kuren dieser Art sind nötig, um den alten Kot komplett zu entfernen.

Darmspülungen (Kolon-Hydrotherapie). Dabei handelt es sich in Wirklichkeit um eine raffinierte Art von Einläufen, bei denen unter Verwendung besonderer Geräte gleichzeitig Wasser direkt in das Kolon gepumpt und Kot ausgespült werden kann. Dadurch lässt sich natürlich wesentlich mehr erreichen als mit der einfachen Einlauftechnik zu Hause. Die Person, die davon profitiert, oder ein geschickter Therapeut sollte das Gerät kontrollieren. Bei Dickdarmspülungen dient das Wasser sowohl zur Lösung als auch zur Entfernung des alten Kotes.

Was Kontrolle und Reduktion der Mukoidbildung angeht, muss man wissen, dass sie bei den Spezialisten für Darmspülungen im Allgemeinen ins Ermessen des Klienten gestellt werden. Wenn wir jedoch Dr. Norman Walker konsultieren, so betont er nachdrücklich die Notwendigkeit, eine Kost aus Gemüse, Früchten und Säften zu verzehren, um den vollen Nutzen aus Darmspülungen ziehen zu können. Doch selbst unter diesen Bedingungen braucht man Dutzende von Darmspülungen über einen Zeitraum von mehr als einem Jahr, um den vollen Nutzen aus der Methode zu ziehen.

In Anwendungsbereich und Wirkung unterscheiden sich Darmspülungen in zweierlei Hinsicht von meinem Dickdarm-Reinigungsprogramm: Erstens beruht ein erheblicher Anteil ihrer Wirksamkeit auf dem Einlaufeffekt, den wir im Kapitel »Reinigung von Verdauungs- und Lymphsystem« erklärt haben. Weil sie diesen Einlaufeffekt hervorrufen, können Darmspülungen von gesundheitlichem Nutzen sein, selbst nachdem der Dickdarm völlig gereinigt worden ist. In dieser Hinsicht bieten Darmspülungen etwas, das durch eine einfache Reinigung des Kolons allein nicht erreicht werden kann. Während ein sauberer Dickdarm die negativen reflexologischen Dauerwirkungen verhindert, die durch einen toxischen Dickdarm verursacht werden, erzeugt er nicht die kraftvollen, positiven reflexologischen Kurzzeitimpulse, die Darmspülungen (und Einläufe) auf den Organismus ausüben.

Zweitens lässt sich allein mit Darmspülungen das am stärksten verhärtete Material nicht aus dem Dickdarm entfernen. Dort befindet sich zum einen das fäulnisbildende Material, das die Darmspülungen ausschwemmen werden. Doch zum andern ist da auch noch das verhärtete, verfaulte Material, das ganz ausgetrocknet ist und am Darm festklebt. Ohne die Verwendung starker Lösungsmittel würde es sich niemals rühren. Ich habe Klienten gesehen, die selbst nach zahlreichen Darmspülungen bei der Durchführung meines Programms immer noch große Mengen von altem Kot ausgeschieden haben. Ich will damit nicht sagen, Darmspülungen seien eine nutzlose Methode,

denn sie sind sehr wirkungsvoll in ihrem spezifischen Anwendungsbereich. Doch während sich die beiden Methoden teilweise über-
schneiden, bestehen auch gravierende Unterschiede.

Darmspülungen vertragen sich gut mit meinem Darmreinigungsprogramm. Obwohl dieses Programm an sich ausreicht, um den Dickdarm vollständig zu reinigen, lassen sich schnellere Fortschritte
erzielen, wenn es durch wöchentliche Darmspülungen ergänzt wird.
Spezialisten für Hydrotherapie haben immer wieder verblüfft festgestellt, welche Mengen von altem Kot bei Darmspülungen abgingen,
die in Verbindung mit meinem Programm durchgeführt wurden.

wichtig

Wenn man Darmspülungen bekommen möchte, sind zwei Dinge
zu beachten: Erstens sollte man vermeiden, dass die Spülung mit
chloriertem Wasser durchgeführt wird. Stattdessen sollte man
eine Einrichtung suchen, die gereinigtes Wasser benutzt. Denn
Spülungen mit chloriertem Wasser können die freundlichen Laktobakterien im Kolon zerstören.

Therapeuten, die chloriertes Wasser benutzen, versuchen das oft zu
kompensieren, indem sie ihre Klienten dazu ermuntern, eine Menge
Joghurt oder Kefir zu essen, damit die zerstörten Laktobakterien wieder ersetzt werden. Diese Nahrungsmittel sind aber hochgradig mukoidbildend, und ihr Verzehr ist im Grunde gesundheitsschädigend.
Wenn die harmonische Zusammensetzung der Darmflora gestört ist,
sollten Sie stattdessen lieber meine Laktobakteriennahrung einnehmen oder nach Belieben Rejuvelac ansetzen und trinken, so wie es im
Kapitel »Natürliche Heilverfahren« beschrieben wird.

Zweitens ist im Zusammenhang mit Darmspülungen zu beachten,
dass sie Reinigungsreaktionen hervorrufen können. Der Einlaufeffekt ist ein natürliches Phänomen, das im ganzen Körper Giftstoffe
in Bewegung bringt. Das bedeutet aber nicht, dass man Darmspülungen vermeiden sollte, denn sie sind von Nutzen, wenn man seinen

Körper von allen möglichen Giftstoffen befreien will. Allerdings sollte man dabei maßvoll vorgehen, um Reinigungskrisen von schwer zu ertragender Intensität zu vermeiden. Wenn die Wahrscheinlichkeit besteht, dass eine einzelne langwierige Darmspülung zu starke Reinigungskrisen hervorrufen könnte, sollte man lieber zwei oder drei kürzere Darmspülungen über einen gewissen Zeitraum verteilen. Und wenn drei Spülungen pro Woche zu intensiv wirken, ist es besser, sich mit ein bis zwei zu begnügen.

Ein umfassendes Programm

Trotz der vielen positiven Wirkungen von Darmreinigungsprogrammen hat meine Erfahrung als Direktor des Food for Health Institute klar gezeigt, dass nur wenige Menschen Programme wie die eben skizzierten lange genug durchhalten, um den Dickdarm völlig zu reinigen. Offensichtlich führt jeder von uns ein geschäftiges Leben und will deshalb für eine Sache nur ein Minimum an Zeit und Mühe aufbringen. Wenn der Einzelne professionelle Unterstützung sucht, braucht er nicht nur eine gute Informationsquelle, sondern auch zweckmäßige Methoden zur Anwendung dieses Wissens. Diese Methoden sollten nur wenig an Zeit beanspruchen und leicht durchzuführen sein.

Aus diesen Gründen hatte ich mir vorgenommen, ein Darmreinigungsprogramm zu entwickeln, das folgende Kriterien erfüllt:
- Es sollte ohne Fasten, Einläufe und andere schwierige Begleitmaßnahmen auskommen.
- Täglich sollten nur ein paar Minuten dafür nötig sein.
- Es sollte sich auch anwenden lassen, wenn man sich anders ernährt, als an meinem Institut gelehrt wird.
- Es sollte sich bei täglicher Anwendung kontinuierlich durchführen lassen, bis der Dickdarm völlig gereinigt ist.
- Gleichzeitig sollte das Wachstum von Laktobakterien gefördert werden.

Das Ergebnis war die über neun Jahre dauernde Entwicklung eines Programms, das in den meisten Fällen all diesen Anforderungen gerecht wird und bei seinen Anwendern großen Anklang gefunden hat.

Bei den drei Präparaten handelt es sich um Mischungen aus Kräutern und Pflanzenteilen, die nach strengen Kriterien des organischen Landbaus angebaut werden. Neben dem normalen Massebilder gibt es noch den Massebilder spezial (Special Formula Bulking Agent), der vor allem für Menschen entwickelt wurde, die an Candida-Mykosen (durch Hefepilze hervorgerufene Krankheiten) leiden. Doch kann man ihn auch einnehmen, wenn weniger Entwässerung gewünscht wird oder einem der Geschmack mehr zusagt.

Auch der Massebilder spezial nährt bereits die Laktobakterien, doch ist der normale Massebilder in dieser Hinsicht weitaus wirksamer. Da die Laktobakterien selbst in der Lage sind, die Candida-Pilze abzutöten, bedeutet dies, dass Sie Candida-Beschwerden umso schneller überwinden, je besser Sie Ihre Laktobakterienpopulation nähren. Sollte es dabei mit dem normalen Massebilder zu Reinigungskrisen kommen, können Sie zur »leichten Mischung« wechseln.

Nach etwa sechs bis acht Wochen »leicht« mischen Sie 10 bis 25 Prozent normalen Massebilder bei und gehen dann allmählich wieder zu 100 Prozent »normal« zurück. Weil die Präparate in diesem Programm oral (und nicht anal) zugeführt werden, reinigen sie nicht nur den Dickdarm, sondern den gesamten Verdauungskanal.

Lassen Sie uns die Zusammensetzung der drei Präparate des Programms genauer betrachten:
- Die Kräuterkrafttabletten enthalten: Irisches Moos, Maisfädenextrakt, Nelken, Rosmarin, Spitzwegerich, Vogelmiere und Wachsmyrte-Rinde.
- Der Massebilder enthält Flohsamen (von besonders hoher Qualität), Löwenzahnwurzel, Nelken, Spirulina, Spitzwegerich-Endosperm und -Embryo (Teile des Samens) und Zwiebel.

WISSEN

Das Darmreinigungsprogramm umfasst drei Bestandteile:

- die Kräuterkrafttabletten (Cleansing Tablets), die bis zu viermal täglich eingenommen werden
- den Massebilder (Bulking Agent, in zwei Varianten, in Pulverform), der zwei- bis viermal eingenommen wird; und
- eine vier- bis fünfminütige tägliche Bürstenmassage der Haut

Dazu kommt ergänzend noch eine spezielle Laktobakteriennahrung (Lactobacteria Food, in Pulverform), die vor allem nach Abschluss des Programms nach Belieben zugeführt werden kann (siehe dazu den nächsten Abschnitt und das Kapitel »Natürliche Heilverfahren«).

- **Die Laktobakteriennahrung** besteht aus Zwiebel, Spirulina, Kalziumkarbonat und Löwenzahnwurzel. (Robert Gray verwandte die ganze Zwiebel. In seinen Tagebüchern schreibt er, dass er die Zwiebel wegen eines bestimmten Inhaltsstoffes, des Inulins, ausgewählt habe. Die Zwiebel besteht großenteils aus Zwiebelschalen [Zellulose], die zu einem strengen Geschmack und nicht selten zu Blähungen führen. Deshalb wurde inzwischen die Zwiebel ersetzt durch das leicht süßlich schmeckende Inulin.)

Die Kräuterkrafttabletten und in geringerem Maße auch der Massebilder bewirken eine Auflösung des stagnierenden Materials, während der Massebilder außerordentlich wirksam ist, um das losgelöste Material abzutransportieren. Lassen Sie mich Ihnen nun die verschiedenen Wirkungsweisen meines Programms erklären:

- **Mukotriptische Wirkung:** Meine Mischung enthält sechs mukotriptische Kräuter, die in starker mukosynergistischer Beziehung zueinander stehen und daher auch das allerhärteste stagnierende mukoide Material aufzulösen vermögen. Bei isolierter Anwendung wirkt jedes dieser sechs Kräuter (unabhängig von der Dosierung) nur schwach im Vergleich zur Wirksamkeit ihrer Kombination. Ferner ist die mukoaggressive Aktivität dieser Pflanzen relativ schwach. Zwei davon haben keinerlei mukoaggressive Wirkung; bei den restlichen vier ist diese leichte Wirkung nur selten spürbar.

- **Darmregulatoren:** Verdauungsregulierende Substanzen üben sowohl bei Verstopfung als auch bei Durchfall eine ausgleichende Gegenwirkung aus. Wie bereits erwähnt, führt die Wiederauflösung alten mukoiden Materials in den Fluss des Darminhalts dazu, dass der Stuhlgang mehr zur Verstopfung neigt. An dieser Stelle ist zu erwähnen, dass die Einnahme reinigender Kräuter zu erhöhter Gallenabsonderung führen und dieser Überschuss Durchfall verursachen kann. Deshalb kann es während des Darmreinigungsprogramms zeitweise sowohl zu Verstopfung als auch zu Durchfall kommen. Vier der in meinen Rezepturen verwendeten Kräuter sorgen für gute verdauungsregulierende Wirkungen.

- **Lymphsäuberung:** Die Mischungen enthalten zwei lymphsäubernde Heilpflanzen, deren gemeinsame Wirkung in dieser Hinsicht über das hinausgeht, was zum Ausgleich gegen die einzige lymphaggressive Droge erforderlich ist.

- **Blutsäuberung:** Die verwendeten Heilkräuter sorgen in reichlichem Maß für blutsäubernde Wirkungen, um die blutaggressive Aktivität der beiden lymphsäubernden Drogen auszugleichen.

- **Mukokorrektive Wirkung:** Die verwendeten Heilpflanzen sorgen in reichlichem Maß für mukokorrektive Aktivität, um die mäßige mukoaggressive Wirkung der mukotriptischen Drogen auszugleichen.

- **Karminative Wirkung:** Während die verwendeten Kräuter kaum zur Gasbildung beitragen, enthält die Mischung eine reichliche Dosis karminativer Drogen, um die als Reinigungsreaktion auftretende Gasbildung zu reduzieren.

- **Vermehrung der Laktobakterien:** Drei Kräuter in den Mischungen bilden eine synergistische Kombination, die die Laktobakterien im Darm dazu anregt, sich in erhöhtem Maß zu vermehren. Daher zeigen die Mischungen nicht nur darmreinigende Wirkungen, sondern tragen gleichzeitig zur Implantation gesunder Laktobakterien in den Dickdarm bei.

Jeder Bestandteil in diesen Rezepturen besitzt vielfältige arzneiliche Aktivitäten, die in den meisten Fällen mit den Aktivitäten der anderen Kräuter zusammenwirken. Durch den subtilen Ausgleich zwischen diesen Eigenschaften erhält man eine Rezeptur mit allen Komponenten, die zu einer hohen Wirksamkeit erforderlich sind und gleichzeitig das Risiko von Reinigungsreaktionen auf ein Minimum reduzieren. Zur Kombination der richtigen Kräuter in fein austariertem Verhältnis habe ich jahrelang gebraucht; sie ist verantwortlich für die herausragenden Eigenschaften meiner Rezepturen.

Die Bürstenmassage der Haut ist in erster Linie ein lymphreinigendes Verfahren. Sie wirkt in Verbindung mit den Kräuterkrafttabletten, deren mukotriptische Eigenschaften auflösend auf verhärtetes mukoides Material in den Lymphgefäßen wirken.

Alles, was zur Durchführung dieses Reinigungsprogramms benötigt wird, können Sie bei den am Ende des Buches genannten Adressen bestellen.

Vermehrung von Laktobakterien

Wie im Kapitel »Das Mukusproblem« erklärt wurde, sorgen die Laktobakterien für voluminöse, gleitfähige Stühle sowie größere Mengen und Häufigkeit von Ausscheidungen; außerdem wirken sie im Verdauungstrakt den schädlichen Darmbakterien und -pilzen entgegen. Allerdings habe ich herausgefunden, dass die tägliche Einnahme von Flohsamen über zwei bis drei Monate hinweg die Laktobakterien dezimiert. Wegen ihrer hohen Wirksamkeit bei der Entfernung von stagnierenden Abfallstoffen sind Flohsamen praktisch in allen amerikanischen Präparaten zur Darmreinigung enthalten. Doch sollte man wissen, dass sie dabei auch die freundlichen Darmbakterien entfernen.

wichtig

Um den vollen Nutzen aus Laktobakterien zu ziehen, genügt es nicht, dass sie einfach im Körper anwesend sind. Es ist ebenso notwendig, dass sie sich implantieren, das heißt, dass sie sich an den Darmwänden fest niederlassen.

Wenn das in ausreichendem Umfang geschieht, finden unerwünschte Bakterien keinen Platz mehr zur Ansiedlung und werden dadurch reduziert. Solange aber die freundlichen Laktobakterien die Darmwand nicht beherrschen, wird es dort stattdessen unerwünschte Bakterien geben, auch wenn man regelmäßig Laktobakterienpräparate zuführt.

Außerdem ist die Einpflanzung von Laktobakterien schwierig zu bewerkstelligen. Wenn man ein gutes Laktobakterienpräparat einnimmt, erreicht man zunächst auch ein paar positive Resultate. Doch wenn man nichts mehr zuführt, kann das aufhören, weil sich die Laktobakterien aus den Präparaten überhaupt nicht eingepflanzt haben. Oft laufen sie über lange Zeit hinweg einfach durch, bevor sie sich endlich einpflanzen und halten können, ohne dass man weitere Präparate zuführen muss.

wichtig

Meine Lösung für dieses Problem besteht darin, nicht Laktobakterienpräparate zuzuführen, sondern stattdessen das Wachstum der bereits im Darm angesiedelten Laktobakterien zu fördern, auch wenn ihre Zahl anfänglich gering sein mag.

Wenn man meine Präparate zur Darmreinigung benutzt, vermehren sich die Laktobakterien schneller, als sie durch Flohsamen ausgeschieden werden. Auf diese Weise wird die Dezimierung der Laktobakterien im Verlauf der Darmreinigung vermieden. Es gibt viele Arten von Laktobakterien. Welche Art sich am besten einpflanzt, hängt von der Ernährung ab. Bei Einnahme bestimmter Laktobakterienpräparate kann es vorkommen, dass sich die Bakterien nicht auf merkliche oder dauerhafte Weise ansiedeln, weil es sich nicht um die richtige Spezies gehandelt hat.

Bei meinem Verfahren der Laktobakterienvermehrung wird dafür gesorgt, dass die im Wachstum geförderte Spezies die richtige für Ihre Art von Ernährung ist. Und weil es sich um die richtigen Bakterien handelt, werden die Darmwände relativ schnell besiedelt. Um den vollen Nutzen aus der Laktobakterienvermehrung zu ziehen, den meine Rezepturen möglich machen, sollten die Kräuterkrafttabletten und der Massebilder zusammen eingenommen und keinerlei Ersatzpräparate dafür benutzt werden. Zusätzlich habe ich eine besondere Laktobakteriennahrung entwickelt, die sich auch außerhalb dieses Reinigungsprogramms anwenden lässt. Dieses Präparat unterstützt das Wachstum von Laktobakterien auf äußerst wirksame Weise und sorgt so für eine gesunde Population von implantierten Laktobakterien.

Die ersten Schritte bei der Reinigung des Verdauungssystems

Die Menschen reagieren unterschiedlich auf dieses Darmreinigungsprogramm. Die zu einer gründlichen Reinigung erforderliche Dosis an Kräuterkrafttabletten und Massebildern ist für jeden verschieden. Außerdem muss man berücksichtigen, dass bei fortschreitender Reinigung das toxische Material im Darm abnimmt und allmählich stärkere Dosierungen angebracht sind.

Die Anwendungstabelle (auf Seite 136) zeigt die Progression der verschiedenen Dosierungsebenen an. Weil der Massebilder auch ohne Kräuterkrafttabletten eine gewisse reinigende Wirkung hat, sollte zu Beginn des Programms eine Zeitlang nur der Massebilder eingenommen werden. Beginnen Sie stets auf der Ebene des Verträglichkeitstests! Nach drei oder mehr Tagen auf dieser Ebene sind etwa 70 bis 80 Prozent der Teilnehmer in der Lage, auf Ebene E zu gehen. Einige Teilnehmer müssen jedoch die vier Dosierungsebenen A bis D der Reihe nach durchlaufen, bevor sie auf E gehen können, damit die Reinigungsvorgänge für sie glatt und angenehm verlaufen.

Wie die Anwendungstabelle zeigt, nehmen Sie anfangs zweimal täglich zwei (gestrichen volle) Teelöffel Massebilder. Wenn Sie sich dabei unwohl fühlen oder die Häufigkeit und Menge des Stuhlgangs bei Ihnen abnehmen sollten, hören Sie sofort auf und warten drei Tage. Dann fangen Sie auf Ebene A wieder von vorn an. Wenn Sie sich mit der anfänglichen Testdosierung drei oder vier Tage lang wohl fühlen, können Sie direkt auf Ebene E gehen und die in der Tabelle angegebene Dosierung an Kräuterkrafttabletten und Massebilder einnehmen.

Zu jedem eingenommenen (gestrichen vollen) Teelöffel Massebilder trinken Sie einen Viertelliter Flüssigkeit.[4] Am besten ist es, wenn Sie (auf der Ebene des Verträglichkeitstests) die beiden Teelöffel Massebilder in dem ersten Glas Flüssigkeit verrühren und trinken. Auf den Ebenen D bis I sollte dann sofort ein zweites Glas folgen, das Sie zusammen mit den Kräuterkrafttabletten trinken. Trinken Sie die Flüssigkeit mit dem Massebilder sofort, nachdem Sie ihn in Ihrem Getränk verrührt haben; sonst könnte sich die Mischung setzen und zum Trinken zu dick werden. Es macht nichts, wenn der Massebilder kleine Klümpchen bildet. Einmal im Körper angelangt, werden sie schließlich große Mengen von Feuchtigkeit absorbieren, unter der Voraussetzung, dass dort genug Flüssigkeit vorhanden ist.

Beginnen Sie auch dann auf der Ebene des Verträglichkeitstests und folgen Sie allen Anweisungen in diesem Abschnitt, wenn Sie dieses Programm schon einmal durchgeführt haben und es wiederaufnehmen. Überspringen Sie diese Ebene nicht – unabhängig davon, wie gesund Sie sich ernähren, oder selbst wenn Sie eine andere Form der Darmreinigung durchgeführt haben. Beginnen Sie ebenfalls damit, wenn mehr als drei Wochen seit der letzten Einnahme der Präparate vergangen sind. Bei kürzeren Unterbrechungen können Sie bei der Wiederaufnahme des Programms um 1–2 Dosierungsebenen zurückgehen.

---

[4] Selbstverständlich sollten Sie bei der Durchführung der Darmreinigung (ebenso wie beim Fasten) reichlich trinken, wobei drei Liter pro Tag ein gutes Maß sein dürften (Anm. d. Ü.).

wichtig

Die Präparate nehmen Sie am besten eine Stunde vor oder nach den Mahlzeiten ein. Vor den Mahlzeiten eingenommen, kann der Massebilder zu einem Rückgang des Appetits führen, weil er aufquillt und so den leeren Magen teilweise füllt.

Wenn Sie auf Ebene G oder höher angelangt sind, sollten Sie die Präparate viermal täglich einnehmen, zum Beispiel bei jeder Mahlzeit und beim Schlafengehen. Falls Ihr Tagesablauf es nicht zulässt, die Dosen gleichmäßig über den Tag zu verteilen, ist ein Abstand von wenigstens drei Stunden zwischen den Einnahmen zulässig. Wenn Sie die Präparate täglich nur dreimal (statt viermal) einnehmen können, sollten Sie das dadurch ausgleichen, indem Sie die Zahl der Anwendungstage um 33 Prozent erhöhen, um auf diese Weise im gleichen Umfang zu reinigen. Das mag für Personen nützlich sein, die abnehmen wollen. Wollen Sie diese Wirkung vermeiden, nehmen Sie den Massebilder nach den Mahlzeiten ein.

Fortschritte bei der Reinigung

Ihre Fortschritte sollten Sie von Ebene zu Ebene kontrollieren, indem Sie die Häufigkeit und die Menge Ihres Stuhlgangs beobachten und nach Möglichkeit auch notieren. Wenn Sie sich auf einer zu niedrigen Ebene befinden, wird der Stuhlgang in etwa Ihrem normalen Stuhlgang vor Beginn des Programms entsprechen. Schreiten Sie zu höheren Ebenen voran, werden Häufigkeit und Menge des Stuhlgangs zunehmen. Falls Sie aber zu früh auf eine zu hohe Ebene gehen, werden sie wieder abnehmen. Deshalb sollten Sie auf der Dosierungsebene bleiben, auf der die Häufigkeit und Menge Ihres Stuhlgangs am besten zunehmen, ohne dass Ihr Wohlbefinden in anderer Hinsicht darunter zu leiden hätte.

Wenn Sie glauben, für eine bestimmte Ebene noch nicht bereit zu sein, und dann auf die vorherige zurückgehen, sollten Sie dort so lange bleiben, bis Sie die bisherige Zeit auf dieser Ebene verdoppelt haben. Falls Sie zum Beispiel drei Tage auf Ebene E waren und dann wieder auf E zurückgehen, nachdem Sie Ebene F ausprobiert hatten, sollten Sie weitere drei Tage auf Stufe E verbringen. Sollten Sie nach einem weiteren Versuch auf Stufe F noch einmal auf Stufe E zurückgehen, hätten Sie weitere sechs Tage auf dieser Stufe zu bleiben, bevor Sie Stufe F wieder ausprobieren könnten.

Sie werden feststellen, dass die Stuhlhäufigkeit während der Darmreinigung schwankt. In manchen Fällen kann sie sich zu einem bestimmten Zeitpunkt bis auf vier- oder fünfmal pro Tag steigern. Die notwendige Verweildauer auf jeder Ebene variiert von wenigen Tagen bis zu einigen Wochen. Die in der Tabelle angegebene Mindestdauer (in Tagen) auf einer bestimmten Dosierungsebene entspricht der schnellsten Progression bei der Durchführung des Programms.

Für Ebene I ist keine Mindestdauer angegeben: Dort bleiben Sie einfach so lange, bis die Reinigung zum Abschluss gekommen ist. Bitte beachten Sie, dass es sich bei diesen Zeitangaben um das Minimum an Tagen handelt, das die am schnellsten voranschreitenden Teilnehmer auf den einzelnen Ebenen bleiben sollten. Da die meisten langsamer vorankommen werden, sollten Sie nicht zögern, so lange wie nötig auf jeder Ebene zu verweilen.

Wer das Programm auf Ebene A beginnen muss, wird feststellen, dass er drei bis 21 Tage auf jeder von den Ebenen A bis D zu verweilen hat. Wenn er dann zu den Ebenen E, F und G voranschreitet, errechnet sich die Mindestdauer wie folgt: Die minimale Zeit auf diesen Ebenen sollte nicht kürzer sein als die durchschnittliche Verweildauer, die Sie auf den Ebenen A bis D verbracht haben oder die der in der Tabelle angegebenen Mindestdauer entspricht, falls diese Zahl größer ist. Ein Beispiel: Sie brauchten insgesamt 46 Tage von A bis D; das heißt, Sie verweilten im Durchschnitt zwölf Tage auf jeder dieser vier Ebenen. Also liegt Ihr Minimum auf E bei zwölf Tagen, aber bei je 14 Tagen (laut Tabelle) auf F und G.

Mögliche Reinigungsreaktionen

Bei der Durchführung dieses Programms ist im Allgemeinen nicht mit nennenswerten Reinigungsreaktionen zu rechnen. Zu diesen kommt es, wenn bei den Reinigungsvorgängen mehr Giftstoffe freigesetzt werden, als der Körper tolerieren und ausscheiden kann.

Eine Intensivierung bereits existierender Symptome ist die üblichste Art von Reinigungsreaktion bei diesem Programm. Ein geeignetes Verfahren zur Kontrolle von solchen Reaktionen besteht darin, das Ausmaß der Reinigung auf ein erträgliches Niveau zu senken. Wenn es auf einer bestimmten Ebene des Programms bei Ihnen zu Reinigungsreaktionen kommt, sollten Sie dann auf eine Ebene darunter zurückgehen, auf der diese Probleme verschwinden. Im Folgenden wollen wir diese Vorgänge genauer untersuchen.

Das stagnierende mukoide Material im Verdauungstrakt ist von unterschiedlicher Härte. Es bedarf keiner besonders starken mukotriptischen Aktivität, um die Auflösung des relativ weichen, fäulnisbildenden (putrefaktiven) mukoiden Materials zu Beginn des Programms in Gang zu setzen. Allerdings ist ein gutes Maß an mukotriptischer Aktivität notwendig, um die am meisten verhärteten und verfaulten (postputrefaktiven) Ablagerungen zu entfernen. Weil die mukotriptische Wirkung dieses Programms ausreicht, um selbst die härtesten Ablagerungen aufzulösen, könnte eine zu starke Dosierung am Anfang leicht dazu führen, dass die Reinigung in zu hohem und unangenehmem Umfang erfolgt. Außerdem arbeitet der Dickdarm bei fortschreitender Reinigung ständig effektiver bei der Entgiftung der Lymphe; dadurch können die Giftstoffe aus dem ganzen Körper leichter abfließen, ohne unangenehme Reaktionen hervorzurufen.

Folglich kommt es zu Beginn dieses Programms am ehesten zu Reinigungsreaktionen, wohingegen diese Tendenz im Verlauf der Reinigung stetig abnimmt. Um solche Reaktionen unter Kontrolle zu halten, sollten Sie mit den kleineren Dosierungen zu Beginn des

Programms anfangen und dann im Lauf der Zeit schrittweise zu den größeren Dosierungen fortschreiten. Die Verweildauer auf einer bestimmten Ebene sollte von Ihrem Befinden bei der Durchführung des Programms bestimmt werden, aber auf keinen Fall kürzer als die in der Anwendungstabelle angegebene Mindestdauer sein.

Das Grundprinzip bei Ihrem Vorgehen besteht darin, dass Sie schließlich die nächsthöhere Ebene tolerieren können, wenn Sie lange genug auf einer bestimmten und für Sie gut verträglichen Dosierungsebene verweilt haben. In manchen Fällen kann das bedeuten, dass Sie mehrere Wochen auf einer Ebene bleiben, für die in der Tabelle eine Mindestdauer von drei Tagen angegeben ist.

Eine weitere mögliche Reinigungsreaktion ist verstopfter und unregelmäßiger Stuhlgang. Hierbei handelt es sich gewöhnlich um die Verstärkung eines bereits existierenden Symptoms. Das heißt, die betreffende Person hat schon vor Beginn des Programms darunter gelitten. Sie sollten sich darüber im Klaren sein, dass die verwendeten Präparate keine Abführmittel, sondern Darmreiniger sind. Falls Sie vor Beginn dieses Programms von Abführmitteln, Einläufen oder Darmspülungen abhängig waren, könnte es notwendig sein, damit auch während des Programms fortzufahren, vor allem zu Beginn.

Wenn Sie sich während des Programms verstopfter als vorher fühlen, bedeutet das gewöhnlich, dass Sie zu früh auf eine zu hohe Dosierungsstufe gegangen sind. Die Mindestanzahl der Tage in der Tabelle gibt nur das Minimum an; wahrscheinlich müssen Sie auf bestimmten Ebenen länger als angegeben verweilen. Bei stärkerer Verstopfung gehen Sie auf eine Ebene zurück, bei der dieses Problem nicht aufgetreten ist, und bleiben dort länger. Doch sollten Sie in diesem Fall zuerst auf die Ebene des Verträglichkeitstests zurückkehren und dort so lange verweilen, bis der Stuhlgang wieder regelmäßig erfolgt. Ferner sollten Sie wissen, dass Sie Einläufe oder Darmspülungen benutzen können, falls die rasche Auflösung eines Verstopfungszustands erforderlich ist.

wichtig

Andere Ursachen für Verstopfung bei diesem Programm können darin bestehen, dass Sie nicht die empfohlene Flüssigkeitsmenge trinken und nicht genügend Massebilder einnehmen.

Falls es auf der Verträglichkeitstest-Ebene zur Verstopfung kommt, sollten Sie, wie bereits erklärt, die Ebenen A bis D durchlaufen. Außerdem kann es hilfreich sein, die später in diesem Kapitel vorgestellte Laktobakteriennahrung, eventuell auch in Verbindung mit Rejuvelac (siehe das Kapitel »Natürliche Heilverfahren«), zu nutzen.

Frauen erleben bei diesem Programm manchmal eine Verkürzung oder eine Verlängerung des Menstruationszyklus. Das führt im Allgemeinen nicht zu Schwierigkeiten, solange man weiß, dass sich dadurch der Ablauf der Ovulation (des Eisprungs) ebenfalls ändern kann, sodass jede Methode der Geburtenkontrolle, die auf Berechnungen der Fruchtbarkeitsphase beruht, ungültig wird.

Gelegentlich kommt es im Magen kurz nach Einnahme des Massebilders zu Unwohlsein. Das äußert sich gewöhnlich stärker, nachdem die erste Dosis am Morgen oder die letzte am Abend auf nüchternen Magen eingenommen wurde. Der Massebilder selbst hat keine störenden Wirkungen. Unwohlsein oder Sodbrennen kommt daher, dass durch den Massebilder größere Mengen von aufgeweichtem toxischem Material wieder in den Verdauungskanal zurückgeführt wurden. Gewöhnlich hängen diese Reaktionen auch damit zusammen, dass die Kräuterkrafttabletten ohne eine ausreichende Menge an Massebilder eingenommen wurden. Dadurch kann es zu einer stärkeren Ansammlung von gelösten Giftstoffen kommen, die sich nach Einnahme des Massebilders schnell auflöst.

Folgen Sie in solchen Fällen den in diesem Abschnitt gegebenen Anweisungen für den Fall von Verstopfung! Wenn mit Schwierigkeiten dieser Art zu rechnen ist, sollten Sie den Massebilder und die Kräuterkrafttabletten nicht auf leeren Magen nehmen. Wenn diese Probleme zu bestimmten Tageszeiten auftreten, sollten Sie die für diese Zeit angesetzte Dosis absetzen. Sollte dieses Problem auftreten, wird es nicht allzu lange andauern, sondern verschwinden, sobald die Giftstoffe, die sich so schnell gelöst haben, ausgeschieden worden sind.

Die Bürstenmassage trägt eher zur Kontrolle von Reinigungsreaktionen bei als zu ihrer Verursachung. Das liegt an ihrer lymphsäubernden Wirkung. Wenn Sie Reinigungsreaktionen unter Kontrolle bringen möchten, empfiehlt es sich, die Haut öfter und länger zu bürsten.

Optimale Dosierung

Die wünschenswerte oder optimale Dosierung ist dann erreicht, wenn die Darmreinigung im schnellstmöglichen Maß fortschreitet, bei der der Betroffene noch nichts von Reinigungsreaktionen merkt. Diese Dosierungsebene entspricht im Allgemeinen der minimalen Dosierung, die erforderlich ist, um für die Ausscheidung von wenigstens etwas altem Kot mit nahezu jedem Stuhlgang zu sorgen. Jedes deutliche Überschreiten dieser Ebene wird im Allgemeinen dazu führen, dass die Ausscheidung alter Exkremente sich verlangsamt, weil es zu verstopftem und unregelmäßigem Stuhlgang kommt.

Falls das Körpergewicht um 40 bis 50 Prozent von dem 60-kg-Durchschnitt abweicht, sollte die Dosierung dem Gewicht auf proportionale Weise angepasst werden. Dann würde zum Beispiel ein Kind von 30 bis 35 kg Gewicht nur einen Teelöffel Massebilder und nur eine halbe Kräuterkrafttablette (statt einer ganzen) nehmen.

Entsprechend sollte ein kräftiger Mensch von 90 bis 100 kg Gewicht drei Teelöffel Massebilder (statt zwei) und anderthalb Kräuterkrafttabletten (statt einer) einnehmen. Dabei sollten Sie darauf achten, dass das Verhältnis von Massebilder zu Kräuterkrafttabletten nicht von den angegebenen Werten abweicht. Übergewichtige Personen sollten die Dosierung ihrem Idealgewicht anpassen, denn zusätzliches Fett macht den Verdauungstrakt nicht größer.

Gegenanzeigen

Selbst für Kinder gibt es im Grund keine Gegenanzeigen (Kontraindikationen) für die Durchführung dieses Darmreinigungsprogramms. Doch für alle Anwender gilt, dass die Dosierungen unter dem Maß, bei dem deutliche Reinigungsreaktionen auftreten, bleiben sollten. Schwangeren Frauen wird von der Anwendung des Programms abgeraten, es sei denn, sie führen es auf Empfehlung und unter Kontrolle eines qualifizierten Arztes durch.

Beim Anwenden dieses Programms kann sich, wie gesagt, der Menstruationszyklus verändern. Das sollten vor allem Frauen, die Geburtenkontrolle durch die Berechnung ihrer (un)fruchtbaren Tage ausüben, wissen und berücksichtigen.

wichtig

Personen, die unter irgendeiner Form von (chronischer) entzündlicher Darmkrankheit leiden – wie Morbus Crohn (chronische Dünndarmentzündung [Enteritis regionalis]), Ileitis regionalis (örtliche Entzündungen des Ileums, des zweiten Teils des freien Dünndarms) oder Colitis ulcerosa (geschwürige Dickdarmentzündung) –, sollten dieses Programm nicht durchführen.

Bei den genannten Beschwerden muss man mit Reinigungskrisen in Form einer Verschlimmerung der vorhandenen Symptome rechnen. Weil es sich in diesen Fällen um sehr ernste Symptome handelt, wäre den Betroffenen eher zu raten, ihre Ernährung umzustellen, wenn sie natürliche Methoden der Gesundheitspflege anwenden möchten. Bürstenmassage und der Massebilder mögen sich für die Betroffenen als zuträglich erweisen, aber die Kräuterkrafttabletten sollten auf keinen Fall eingenommen werden.

Auch wenn Sie regelmäßig Salicylate oder Medikamente einnehmen, die Digitalis oder Nitrofurantoin enthalten, sollten Sie dieses Programm nicht durchführen. Granatäpfel und Granatapfelsaft (Grenadine) können den Dickdarm stark reizen. Es ist daher zu empfehlen, während der Durchführung eines Darmreinigungsprogramms ganz darauf zu verzichten und sie ansonsten auf ihre Verträglichkeit zu prüfen, vor allem wenn Ihr Darm empfindlich ist.

Wirkungen des Programms

Das stagnierende mukoide Material im Dickdarm ist von zweierlei Art: Erstens gibt es das stagnierende, fäulnisbildende (putrefaktive) Material. Nach seiner Ausscheidung verbreitet es den charakteristischen Gestank von altem Kot, der viel stärker als der typische Geruch des täglichen Stuhlgangs ist. Zweitens gibt es im Kolon das stagnierende, verfaulte (postputrefaktive) Material, das ganz hart geworden ist und in dem keine Fäulnisvorgänge mehr stattfinden. Es stinkt kaum noch und ist gewöhnlich grau, schwarz, dunkelbraun oder dunkelgrün gefärbt. Der größte Teil des fäulnisbildenden Materials, das an seinem charakteristischen Geruch leicht zu erkennen ist, wird im Allgemeinen während der beiden ersten Wochen des Reinigungsprogramms ausgeschieden. Dagegen dauert es gewöhnlich länger, bis das verhärtete, verfaulte Material vollständig entfernt ist.

wichtig

Bei der Durchführung des Programms sollten Sie täglich zweimal oder öfter Stuhlgang haben. Unter der Voraussetzung, dass Sie die Bürstenmassage (wie weiter hinten in diesem Kapitel erklärt) durchführen, scheiden Sie möglicherweise geleeartigen Lymphschleim aus, der in seiner Färbung zwischen nahezu durchsichtig über weiß oder gelb bis zu dunkelbraun variiert.

Während der ersten Wochen des Programms ist die Ausscheidung von altem, fäulnisbildendem Material am charakteristischen Geruch zu erkennen. Ein Großteil davon geht als unregelmäßig geformte mukoide Stränge und Schlingen ab.

Etwa in der vierten oder fünften Woche des Programms wird die Ausscheidung von verfaultem Material einsetzen. Sie werden dann wahrscheinlich graues oder dunkelgrünes postputrefaktives Material sowie braunen verfaulten Kot in vielen Schattierungen ausscheiden. Ein großer Teil davon ist daran zu erkennen, dass ein und derselbe Stuhlgang Exkremente mit zwei oder mehr Farbtönen enthält. Ein Teil dieses verfaulten Materials kann auch fast schwarz sein. Es kann in großen Klumpen oder in kleinen Stücken zur Ausscheidung gelangen.

Um die vierte Woche herum können auch Darmparasiten (Würmer) ausgeschieden werden. Diese haben sich in das fäulnisbildende Material eingenistet, das gewöhnlich in drei bis fünf Wochen entfernt wird. Sobald dieses Material eliminiert ist, haben die Würmer nichts mehr, woran sie sich halten können, und werden ausgeschieden. Die Größe der Würmer variiert von winzigen Fadenwürmern bis zu langen, flachen Bandwürmern von über 30 cm Länge. Die gewöhnlichste Art von Darmparasiten sind die gelbbraunen Spulwürmer.

Wer mehrere Jahre lang eine von Mukoidbildung freie, gesunde Kost zu sich genommen hat, wird nur sehr wenig fäulnisbildendes Material ausscheiden, aber feststellen, dass der Dickdarm immer noch Rückstände von verfaultem Material enthält. Das hängt damit zusammen, dass eine solche Kost die Bildung und Ablagerung von neuem, fäulnisbildendem Material verhindert. Dabei kann das vorhandene Material schließlich ganz verwesen und verhärten. Doch durch gesunde Ernährung allein lässt sich das verfaulte Material, das sich schon kurz nach der Geburt anzusammeln begann, nicht entfernen.

Wenn Sie den Massebilder einzunehmen beginnen, kann es dazu kommen, dass der Unterleib ziemlich aufquillt, weil der alte Kot im Verlauf der Aufweichung mit Wasser anschwillt. Im Vergleich zur Menge des ausgeschiedenen alten Kotes mögen Ihnen die Gewichtsverluste langsam vorkommen, weil jedes Pfund von verhärtetem Kot auf mehrere Pfund anschwillt, bevor es schließlich den Darm verlässt. Sobald der ganze alte Kot entfernt ist, wird der Unterleib selbst bei

113

Einnahme von Massebilder nicht mehr anschwellen. Wenn die Darm-reinigung vollendet und damit das Programm beendet ist, wird Ihr Bauch flacher als je zuvor sein, und Sie werden sich leichter fühlen.

Kontrolle der Fortschritte

Solange der Kot den charakteristischen Geruch von altem, fäulnis-bildendem Material hat, Mischungen von verschiedener Farbe und Beschaffenheit enthält, ungewöhnlich dunkel gefärbt ist oder anders als rundlich und zylindrisch geformt ist, wird alter Kot ausgeschieden. Wenn Sie den alten Kot nur schwer von dem neuen unterscheiden können, dann sollten Sie zwei der täglichen vier Dosen Massebilder ein paar Tage lang zusammen mit einem Glas Karottensaft einneh-men und während dieser Zeit keinen Spinat und andere oxalsäurehal-tigen Blattgemüse essen. Dadurch färbt sich der frische Stuhl meist in hellem Orangebraun, sodass er leicht von dem dunkleren alten Kot zu unterscheiden ist. Wenn sich dabei nichts im Stuhl hell färbt, zeigt das an, dass noch alter Kot vorhanden ist und sich so gründlich auf-löst, dass er sich mit dem frischen Kot gleichmäßig vermischt.

wichtig

Wenn Sie merken, dass in Ihrem Stuhl kein alter Kot mehr zu beobachten ist, bedeutet das gewöhnlich, dass Sie zur nächst-höheren Dosierungsebene weitergehen können, unter der Vo-raussetzung, dass Sie dabei die früher in diesem Kapitel ange-gebene »Höchstgeschwindigkeit« nicht überschreiten und sich wohl fühlen.

Sobald Ihre Eingeweide vollständig gereinigt sind, sollten Sie in Ih-rem Stuhl weder dunkle Farben noch Mischungen von verschiedenen Farbstufen feststellen. Der Stuhl müsste ferner weich und zylindrisch geformt sein und die Stuhlhäufigkeit auf den Wert zurückgehen, der bei Ihnen vor Beginn des Programms normal war. Wahrscheinlich werden Sie dann bis auf Ebene H oder I fortgeschritten sein. Bis zur vollständigen Reinigung des Dickdarms dauert es im Allgemeinen drei Monate, doch schwankt diese Zeit von Person zu Person.

Ein niedriger Stoffwechselumsatz, eine stark mukoidbildende Kost, fortgeschrittenes Alter, extrem mukoidbildende Ernährungsgewohnheiten während des ganzen Lebens, ein geschwächter oder erblich bedingt schwacher Dickdarm, längere Anwendungszeiten auf den niedrigeren Dosierungsebenen und eine mangelhafte Durchführung des Programms sind alles Faktoren, die zu einer Verlängerung der erforderlichen Zeit führen. Laut einem Bericht wurde bei einer Autopsie ein Dickdarm entfernt, der 20 kg schwer gewesen sein soll. Natürlich dürfte es wesentlich länger als drei Monate dauern, um einen solchen Darm zu reinigen.

Abschluss des Programms

Wenn Sie das Programm abschließen möchten, hören Sie zuerst mit den Kräuterkrafttabletten auf und setzen dann innerhalb von drei Tagen allmählich den Massebilder ab.

wichtig

Zu diesem Zweck habe ich eine spezielle Laktobakteriennahrung entwickelt, die Zwiebel, Kalziumkarbonat, Spirulina und Löwenzahnwurzel enthält. Diese Mischung regt das Wachstum der Laktobakterien im Körper auf sehr wirksame Weise an. Sie kann nach Abschluss des Darmreinigungsprogramms für beliebig lange Zeit jeden Tag eingenommen werden (täglich dreimal zwei Teelöffel zu den Mahlzeiten).

Ist der Dickdarm erst einmal sauber, kann dort eine hohe Konzentration von Laktobakterien erhalten werden. Diese Bakterien sorgen, wie bereits erwähnt, für voluminöse, gleitfähige Stühle und für eine größere Menge und Häufigkeit des Stuhlgangs; außerdem wirken sie den schädlichen Bakterien und Hefepilzen entgegen. Normalerweise werden Laktobakterien im Darm ein gesundes Niveau erreichen, wenn Sie meine Präparate ein paar Wochen lang eingenommen haben. Die meisten Menschen möchten dieses Niveau auch nach Abschluss des Programms aufrechterhalten. Es genügt, zu diesem Präparat ein Glas Flüssigkeit zu trinken. Wenn Sie es wünschen, dürfen Sie die Laktobakteriennahrung auch zusammen mit den darmreinigenden Mitteln nehmen. Dabei sollten Sie jeder Dosis einen Teelöffel Laktobakteriennahrung hinzufügen.

Bürstenmassage

Die Bürstenmassage der Haut ist ein höchst wirksames Verfahren zur Reinigung des Lymphsystems. Weil bei der Reinigung des Verdauungstrakts verhärtete mukoide Substanzen sowohl in den Eingeweiden als auch im Lymphsystem aufgelöst werden, verbessert die gleichzeitige Durchführung von Bürstenmassage und Darmreinigung die Wirksamkeit dieser Massage.

wichtig

Für diese Massage sollten Sie »Badezimmerbürsten« mit langem Stiel benutzen. Es ist wichtig, dass die Bürste natürliche Pflanzenborsten hat. Synthetische Borsten sind zu vermeiden! Die Bürste sollte trocken bleiben und nicht zum Baden benutzt werden.

Der Körper sollte trocken sein und die Bürste mit sanftem Druck über jede Körperpartie mit Ausnahme des Gesichts streichen. Dabei sollte die Bürste sich nicht hin und her bewegen, nicht kreisen, nicht (kräftig auf der Stelle) »schrubben« und nicht massieren – einmal schwungvoll über die Haut »wischen« genügt! Sie sollten stets in Richtung Unterleib bürsten. Bürsten Sie zuerst über Hals, Schultern und Rumpf abwärts und dann über Arme, Beine und Hintern nach oben! Auf den Schultern und dem oberen Rücken dürfen Sie auch in seitlicher Richtung bürsten, weil Sie an diesen Stellen auf diese Weise den besten Kontakt zur Haut haben.

Diese Massage sollte täglich einmal – oder falls gewünscht zweimal – durchgeführt werden. Die ganze Prozedur dauert nicht länger als vier bis fünf Minuten und wirkt höchst anregend und belebend. Man bräuchte eine 20- bis 30-minütige Luffa-Massage (Nassmassage mit einem Luffa-Naturschwamm [Luffa operculata]) oder eine türkische Handtuchmassage, um eine ähnlich gute Wirkung zu erzielen. Ein oder zwei Tage nach Beginn der Bürstenmassage ist es nicht ungewöhnlich, wenn der Stuhl große Mengen von Lymphschleim enthält. Dieser lymphsäubernde Effekt ist das Abfließen des frischen Lymphschleims, der sich im Lymphsystem zurückgestaut hatte. Wie bereits im Kapitel »Das Mukusproblem« erläutert wurde, geht die Lymphreinigung viel tiefer als die Lymphsäuberung und dauert daher sehr viel länger.

Homöostase

Unter Homöostase versteht man die Tendenz des Organismus, einen Gleichgewichtszustand herzustellen, bei dem alle Körperfunktionen sich stabil auf ihr normales Niveau einstellen. Der Körper neutralisiert nach und nach die Wirkung von fast jeder Substanz, die ihm über einen ausreichend langen Zeitraum zugeführt wurde. Daher verlieren die meisten Heilpflanzen ihre Wirksamkeit, wenn sie über acht oder neun Monate eingenommen werden. Der Grund dafür ist vielleicht darin zu suchen, dass der Körper besondere Enzyme entwickelt, um die Wirkstoffe einer bestimmten Droge verdauen oder zerlegen zu können. In anderen Fällen von Resistenz könnte der Körper im Blut Antikörper entwickelt haben, die das aktive Prinzip einer Droge neutralisieren.

Wenn Drogen, die der Homöostase unterworfen sind – und das trifft für fast alle zu –, regelmäßig eingenommen werden, nimmt die Sensibilität des Organismus für diese Substanzen im Lauf der Zeit gleichmäßig ab, bis ihre Wirksamkeit völlig verschwindet. Sobald der Zustand totaler homöostatischer Resistenz erreicht ist, muss man sich dieser betreffenden Substanzen fünf bis sieben Jahre lang völlig enthalten, bevor die maximale Reaktionsfähigkeit wieder erreicht wird. Um zu verhindern, dass die homöostatische Resistenz den Punkt erreicht, von dem an eine bestimmte Droge ihren Nutzen verliert, sollte man sie nicht länger als ein Drittel der vorgenannten Zeit von acht bis neun Monaten einnehmen.

Damit das Darmreinigungsprogramm so wirksam bleibt, dass es während des ganzen Lebens von Zeit zu Zeit benutzt werden kann, sollte man es nicht länger durchführen, als zur Reinhaltung des Verdauungssystems nötig ist. Eine anfängliche Periode von drei Monaten reicht im Allgemeinen aus, um den Dickdarm gründlich zu reinigen. Überschreiten Sie aber bei der ersten Anwendung dieses Programms auf keinen Fall fünf Monate, und setzen Sie dann sechs Monate aus, wenn Sie es so lange angewendet haben. Danach sollte die maximale Periode für eine Wiederholung der Darmreinigung zwei Monate nicht überschreiten, und darauf sollte (mindestens) eine viermonatige Unterbrechung folgen. Nachdem das Kolon einmal gründlich gereinigt wurde, können Sie das Programm alle sechs bis zwölf Monate einmal wiederholen, aber nur so lange wie nötig, um die neueren Ablagerungen zu entfernen. Die Laktobakteriennahrung ist der homöostatischen Resistenz nicht unterworfen. Deshalb können Sie sie täglich einnehmen, so lange Sie wollen.

Die Bürstenmassage unterliegt ebenfalls nicht der homöostatischen Resistenz. Beim ersten Mal sollten Sie die Bürstenmassage zusammen mit der ersten Anwendung des Darmreinigungsprogramms beginnen und sie über einen Zeitraum von drei Monaten täglich ausführen, unabhängig davon, wie lange das Reinigungsprogramm läuft. Danach sollte die Haut wöchentlich zweimal in drei- bis viertägigem Abstand gebürstet werden, am besten immer an denselben Wochentagen.

Hinweise zur Ernährung

Die Durchführung einer Darmreinigung regt die Teilnehmer oft zu einer Ernährungsumstellung an. Wenn all das klebrige, verklumpte mukoide Material Tag für Tag aus dem Körper abgeht, wird man sich verwundert fragen, wie es dazu kommen konnte, dass sich solche Mengen in den Eingeweiden angesammelt haben. Die betroffene Person mag früher schon von mukoidbildender Nahrung gehört haben, konnte aber kaum Anzeichen von größeren Ablagerungen im eigenen Körper feststellen. Sehen ist glauben, denn nun sieht diese Person zum ersten Mal, dass alles stimmt, was sie über mukoidbildende Nahrung gehört hat. Viele Menschen, die eine mukoidbildende Kost zu sich nehmen, werden aber behaupten, die Nahrung bilde bei ihnen keine mukoiden Substanzen. In Wirklichkeit sollten sie jedoch besser sagen, dass all das mukoide Material, das durch ihre Nahrung gebildet wird, ihren Körper nie zu verlassen scheint.

wichtig

Mukoidbildende Nahrung führt nicht nur im Verdauungs- und Lymphsystem, sondern auch im ganzen Organismus zur Mukoidbildung. Da sich mukoide Substanzen in jeder Zelle und zwischen allen Zellen ansammeln, ist der ganze Körper von mukoiden Substanzen durchsetzt.

Die Reinigung von Magen, Eingeweiden und Lymphsystem stellt einen gewaltigen und entscheidenden Schritt in Richtung gute Gesundheit dar. Der Körper wird erst dann völlig gesund sein, wenn alle alten Ablagerungen von mukoiden Substanzen entfernt sind.

Dieses Darmreinigungsprogramm bietet eine ideale Gelegenheit zur Ernährungsumstellung. Durch Verbesserung der Nährstoffresorption wird es möglich, mit wesentlich leichterer und weniger Nahrung auszukommen als früher. Wenn bei Verwendung des Massebilders der alte, vertrocknete Kot sich mit Feuchtigkeit zu füllen beginnt, stellt sich außerdem ein Völlegefühl ein, das den Hunger noch weiter reduziert. Sobald man diese Wirkungen verspürt, kann man damit beginnen, die stärker mukoidbildenden Nahrungsmittel aus seiner Kost zu streichen und weniger davon zu essen.

Bei richtiger Vorgehensweise kann die Ernährungsumstellung eine reibungslose und angenehme Erfahrung sein. Falls Sie damit anfangen wollen, lesen Sie bitte noch einmal die Abschnitte über »Ernährungsumstellung« und »Mukoidbildende Nahrungsmittel« im Kapitel »Das Mukusproblem«.

Sofern Sie Ihre Ernährung umstellen möchten, sollten Sie nach Möglichkeit eine besondere Schwierigkeit vermeiden, nämlich die bereits erwähnten Reinigungsreaktionen. Diese treten auf, wenn die Körpergewebe toxische Substanzen schneller abgeben, als die Ausscheidungsorgane sie aus dem Körper entfernen können. Dadurch sammelt sich ein Überschuss an toxischen Substanzen in Blut und Lymphe an. Um sie auszuscheiden, greift der Organismus zu Notmaßnahmen, um die normale Aktivität der Ausscheidungsorgane zu unterstützen. Dieses Phänomen wird dann als Reinigungsreaktion oder Heilungskrise bezeichnet.

wichtig

Weil Obst und Gemüse zu den Lebensmitteln gehören, die nicht zur Mukoidbildung führen, sollte man sie reichlich verzehren. Weil Früchte und Honig im Allgemeinen weitaus aggressiver reinigen als Gemüse, ist es am Anfang besser, mehr Gemüse als Früchte zu essen.

Obst, Gemüse und Honig gehören zu den aggressiv reinigenden Lebensmitteln. Sie setzen die Giftstoffe in den Geweben frei und treiben sie ins Blut und in die Lymphe. Das ist gut, weil wir den Körper von diesen Giftstoffen befreien möchten. Jedoch ist es nicht so gut, wenn diese Vorgänge so schnell ablaufen, dass es zu Reinigungsreaktionen kommt.

Denken Sie daran, dass Gurken, Kürbisse usw. den (Gemüse-)Früchten zugerechnet werden. Zu den aggressiveren Gemüsearten gehören (grüne) Zwiebeln, Lauch, Schnittlauch und (Weiße) Rüben ebenso wie Spaghettikürbis, Bockshornkleesamen und -sprossen sowie Currypulver. All diese aggressiven Nahrungsmittel können leicht zu Reinigungsreaktionen führen und sollten deshalb sparsam verzehrt werden. Zu den weniger aggressiven Gemüsefrüchten gehören Avocados und Tomaten, die wie die allermeisten Gemüse reichlich verzehrt werden können.

Ausgereifte, ungekeimte Samen, einschließlich der Hülsenfrüchte, Getreidekörner und Ölfrüchte (Nüsse), hemmen die Reinigungsvorgänge und wirken den aggressiv reinigenden Eigenschaften von Obst und Gemüse entgegen. Gekeimte Samen verhalten sich in dieser Hinsicht neutral; das heißt, sie zeigen weder reinigende noch hemmende Wirkungen. Unter den Samenarten sind die Körner leichter zu verdauen als Ölsaaten oder Hülsenfrüchte.

Nahrungsmittel ohne Mukoidbildung

Das erreichte Niveau nach Durchführung des Darmreinigungs-programms und der Umstellung der Ernährung im Sinne von Robert Gray ist nur dann zu halten, wenn bei der Auswahl der Nahrungsmittel darauf geachtet wird, dass sie nicht zu neuer-licher Mukoidbildung führen.

Wenn man mukoidbildende Nahrungsmittel aus seiner Kost eliminieren möchte, beginnt man am besten damit, dass man allmählich zu einer giftfreien (ato-xischen) Kost aus Gemüsen, Früch-ten, Sprossen, Honig oder Ahorn-sirup (wenn gewünscht), einmal Hirse pro Tag sowie Kelp (ein Algen-produkt) und Zink als Ergänzung übergeht. Milchprodukte sollten aus Ziegenmilch hergestellt sein, denn sie ist in sehr viel geringerem Maße mukoidbildend als Kuhmilch. Hirse ist eine Getreideart, die kein Gluten (Getreideeiweiß) enthält und wesentlich weniger mukoid-bildend ist als Weizen, Reis, Hafer, Roggen oder Gerste.

Bei einer solchen Art von Ernäh-rung fehlen die meisten mukoidbil-denden Nahrungsmittel, während Hirse die aggressiven Reinigungs-wirkungen von Obst, Honig und Gemüse kontrolliert. Eine solche Kost wirkt sich äußerst positiv auf die Gesundheit aus. Sollte man zu früh darüber hinausgehen, indem man alle ausgereiften Samen zu rasch aus seiner Kost verbannt, muss man mit großer Wahrschein-lichkeit mit Reinigungsreaktionen rechnen.

Hirse lässt sich auf vielfältige Weise zubereiten. Das Grundre-zept ist einfach: Die Hirse zuerst heiß waschen, einen Teil Hirse mit zwei Teilen Wasser langsam aufkochen und dann bei schwacher Hitze (oder fest zugedeckt und ausgeschaltet) etwa 20 Minuten ausquellen lassen. Hirse kann zu jeder Mahlzeit gegessen werden, zum Frühstück auch mit Obst.

Heutzutage gibt es weitere Samen, die ähnliche Eigenschaften aufweisen wie Hirse, insbesondere glutenfrei sind, und die Robert Gray vermutlich noch nicht bekannt waren. Es sind Amaranth und Quinoa.

Nach Abschluss des Darmreinigungsprogramms empfiehlt es sich, dafür zu sorgen, dass Sie die mukoidbildenden Einflüsse so weit unter Kontrolle halten, dass Sie gewöhnlich zweimal täglich Stuhlgang haben. In den meisten Fällen lässt sich das durch folgende Maßnahmen erreichen:

- Sie halten sich an die hier empfohlene Kost, und
- Sie ergänzen Ihre Kost in dem Maß mit Laktobakteriennahrung, wie es notwendig ist, um eine hohe Konzentration von Laktobakterien im Darm aufzubauen und zu erhalten.

Natürliche Heilverfahren

Ein Gegengewicht zu den Fäulnisbakterien im Darm bilden die sogenannten freundlichen Bakterien, die Laktobakterien, die Milchsäure produzieren. Die von diesen Bakterien produzierten Verdauungsenzyme unterstützen die Verdauungsfunktionen des Körpers und sind deshalb von großer Bedeutung bei der Ernährungsumstellung.

Zufuhr von Laktobakterien

Im Kapitel »Reinigung von Verdauungs- und Lymphsystem« war bereits von den Darmbakterien die Rede. Dort wurde erwähnt, dass die Eingeweide sowohl Fäulnis erregende (putrefaktive) Bakterien enthalten als auch freundliche Laktobakterien, die die Aktivität der Fäulnisbakterien unter Kontrolle zu halten helfen. Außerdem finden sich in einer Anzahl von frisch fermentierten (vergorenen) Nahrungsmitteln erhebliche Mengen von lebenden Laktobakterien. Aber nach kurzer Zeit bleiben nur noch Milchsäure in hoher Konzentration und wenig lebende Laktobakterien zurück. Da es sich bei Milchsäure um ein Stoffwechselabfallprodukt handelt, sollten milchsaure Produkte nicht in größeren Mengen verzehrt werden. Folglich ist es am besten, fermentierte Lebensmittel zu Hause frisch zuzubereiten und innerhalb eines Tages zu verbrauchen.

Wenn Sie dieses Darmreinigungsprogramm durchführen oder meine Laktobakteriennahrung einnehmen, werden Sie Ihre Kost nur selten mit Laktobakterien ergänzen müssen. Es gibt aber besondere Zeiten, in denen der Verzehr fermentierter Nahrung wichtig sein kann. Das gilt zum Beispiel für die Zeit nach der Behandlung mit Antibiotika, denn diese töten alle Bakterien im Verdauungstrakt ab. Nach Beendigung einer Antibiotikabehandlung werden sich die Fäulnisbakterien schnell wieder im Darm einnisten, weil sie in unserer Umgebung allgegenwärtig sind. Dagegen werden sich die Laktobakterien häufig eine ganze Zeit lang nicht wieder ansiedeln, es sei denn, man ergreift Maßnahmen, um sie wieder in den Organismus einzuführen.

Ein zweiter Fall, bei dem alle Laktobakterien im Dickdarm zerstört werden können, tritt ein, wenn man Darmspülungen oder Einläufe mit chloriertem Wasser macht. Normalerweise wird dem Leitungswasser Chlor zugesetzt, um es frei von lebenden Bakterien zu halten. Bei Darmspülungen und Einläufen sollte man sich deshalb am besten vergewissern, dass dabei gereinigtes Wasser benutzt wird, dem alles Chlor entzogen wurde. Sonst kann es notwendig sein, die Laktobakterien anschließend wieder in den Organismus zu implantieren.

Schließlich ist es bisweilen auch wünschenswert, eine stark geschwächte Verdauung mit lebenden Laktobakterien zu unterstützen, weil das manchmal »Tote zum Leben erwecken« kann. Das hat am Anfang eines geeigneten Naturheilverfahrens zu geschehen, zu dem auch richtige Reinigung und Aufbaukost gehören. Man sollte aber nicht zu dieser Maßnahme greifen, um die normalen Symptome bei Verdauungsschwäche zu erleichtern.

wichtig

Wenn man Laktobakterien zuführen will, empfiehlt es sich, dies in Form von Rejuvelac zu tun. Rejuvelac können Sie durch Fermentierung von Weizenkörnern oder frischem Kohl herstellen.

Die Laktobakterien stammen, wie bereits erwähnt, in der Milch aus den Pflanzen, die die Kühe fressen. Kohl ist ein Gemüse, auf dem es nur so von Laktobakterien wimmelt. Um Kohl-Rejuvelac anzusetzen und die Gärung auszulösen, brauchen Sie keinen Starter. Zu Beginn mixen Sie an einem Morgen 1 ¾ Tassen destilliertes oder gereinigtes Wasser mit 3 Tassen grob geschnittenem, locker liegendem frischem

Kohl und ⅛ Teelöffel granuliertem, getrocknetem Knoblauch zusammen. Stellen Sie den Mixer zuerst auf die niedrigste Geschwindigkeit, gehen Sie dann auf die höchste Stufe, und mixen Sie das Ganze etwas länger als 30 Sekunden! Dann gießen Sie die Mischung in ein größeres Gefäß, decken es zu und lassen alles bei Zimmertemperatur drei Tage lang stehen. Danach können Sie das flüssige Rejuvelac abgießen.

Die erste Portion von Kohl-Rejuvelac braucht drei Tage zur Reifung; die folgenden Portionen brauchen jeweils nur noch 24 Stunden. Vom dritten Tag an setzen Sie jeden Morgen wieder frisches Rejuvelac an, aber nur mit 1 ½ Tassen Wasser. Stattdessen geben Sie der neuen Mischung ¼ Tasse fertiges Rejuvelac zu, decken das Gefäß ab, schütteln es und lassen es bis zum nächsten Morgen bei Zimmertemperatur stehen. Sie können Kohl-Rejuvelac auch ohne Mixer zubereiten: Nehmen Sie dazu nur 2 ½ Tassen ganz fein gehackten Kohl (statt 3 Tassen beim Mixen) auf dieselbe Menge Wasser und Knoblauch!

wichtig

Gutes Rejuvelac hat einen zart säuerlichen Geschmack, der zwischen Mineralwasser und Joghurtmolke liegt. Schlechtes Rejuvelac schmeckt und riecht etwas faulig (wie Käse) und sollte nicht getrunken werden. Benutzen Sie auf keinen Fall Leitungswasser zur Herstellung von Rejuvelac, denn Leitungswasser wird in vielen Fällen gechlort, um Bakterien aller Art abzutöten.

Weizen-Rejuvelac wird wie folgt zubereitet: Waschen Sie 1 Tasse Bio-Weizen gründlich, und lesen Sie die an der Oberfläche schwimmenden toten Körner aus! Dann weichen Sie den Weizen mit 2 bis 3 Tassen reinem Wasser 48 Stunden in einem großen (Schraub-)Glas ein, geben etwas Zitronensaft dazu und verschließen das Glas gut (mit Tüll oder Gaze). Lassen Sie es an einem dunklen, ruhigen Platz stehen! Wenn nach zwei Tagen kleine Bläschen nach oben steigen, rühren Sie um, lassen den Weizen wieder absinken und gießen das fertige Rejuvelac ab. Danach geben Sie wieder 2 bis 3 Tassen Wasser auf die Weizenkörner, verschließen das Ganze und können nach 24 bis 48 Stunden wieder Rejuvelac abgießen. Dieses Verfahren können Sie drei- bis viermal wiederholen, bis Sie wieder mit frischen Körnern anfangen sollten.

An manchen Orten muss man in dem Raum, in dem man Rejuvelac ansetzt, einen Ionisator (zur Erzeugung von negativen Ionen) benutzen, um Rejuvelac von guter Qualität zu erhalten. Negative Ionen haben eine stark hemmende Wirkung auf das Wachstum schädlicher Bakterien, erlauben aber dennoch den Laktobakterien, sich frei zu vermehren. Diese hemmende Aktivität beruht wenigstens teilweise darauf, dass schädliche Bakterien aus der Luft entfernt werden. An manchen Orten ist es sonst unmöglich, gutes Rejuvelac zu erhalten.

Das frische Rejuvelac sollten Sie am selben Tag trinken, und zwar am besten je eine halbe Tasse zu jeder Mahlzeit. Sie können Rejuvelac auch während des Darmreinigungsprogramms trinken, um noch bessere Resultate zu erzielen. Wenn Sie Rejuvelac auf Dosierungsebene G bis I benutzen, sollten Sie viermal täglich eine ¾ Tasse trinken (zusammen mit jeder Dosis Massebilder und Kräuterkrafttabletten). Stellen Sie Rejuvelac in den Kühlschrank, wenn Sie es bis zum nächsten Tag aufbewahren wollen. Schütten Sie altes Rejuvelac lieber weg, wenn seit dem Abgießen der Weizenkörner oder des Kohls mehr als 24 Stunden vergangen sind.

wichtig

Wenn Sie Rejuvelac trinken, sollten Sie gleichzeitig auch immer Laktobakteriennahrung einnehmen. Das sorgt dafür, dass Rejuvelac seine optimale Wirkung entfaltet.

Der Wert von Rejuvelac sollte nicht mit demjenigen von gefriergetrockneten Acidophilus-Tabletten verwechselt werden. Während Rejuvelac lebende Laktobakterien enthält, sterben nach der Gefriertrocknung die Laktobakterien in wenigen Wochen ab. Der Anteil an lebenden Laktobakterien mag zufriedenstellend sein, wenn solche Präparate den Hersteller verlassen, ist aber zu dem Zeitpunkt, zu dem

das Produkt den Verbraucher erreicht, meistens auf ein unbedeuten-
des Niveau abgesunken. Ferner sind die im Handel erhältlichen Acido-
philus-Kulturen gewöhnlich noch schlechtere Quellen von lebenden
Laktobakterien als die gefriergetrockneten Tabletten.

Regeneration des Dickdarms

In vielen Fällen wird der Dickdarm in zufriedenstellender Weise
funktionieren, sobald er einmal gründlich gereinigt ist, eine gesunde
Laktobakterienpopulation implantiert wurde und man zu einer ato-
xischen Kost von Gemüse, Früchten, Sprossen, Honig oder Ahornsirup (wenn gewünscht), einmal Hirse pro Tag sowie Kelp und Zink als
Ergänzung übergeht. Sollte jedoch der Dickdarm massiv geschwächt
sein, wird sich die Kolon-Sanierung nur als erster, wenn auch entscheidender Schritt bei der Anwendung natürlicher Heilverfahren
erweisen. Um den Körper bei der Wiederherstellung der vollen Darm-
gesundheit zu unterstützen, ist es notwendig, sich regelmäßig an
atoxische Kost zu halten, für eine gesunde Laktobakterienpopulation
im Darm zu sorgen und über eine lange Zeit hinweg ein intensives Be-
wegungsprogramm durchzuführen. Denn nur so kann der Dickdarm
seine normale Form und seinen richtigen Tonus wiedergewinnen.

Das Training der Defäkationsreaktion (Stuhlentleerungsreaktion) ist
für die Gesundheit des Dickdarms von größter Wichtigkeit. Wenn der
Organismus richtig funktioniert, zeigt er einen gastrokolischen Reflex
(Magen-Dickdarm-Reflex), der jedes Mal, wenn der Magen gefüllt ist,
eine Stuhlentleerung auslöst. Wenige Menschen haben jedoch nach
jeder Mahlzeit Stuhlgang. Das liegt zum Teil daran, dass wir diesen
Reflex durch schlechte Gewohnheiten unterdrückt haben. Denn man
hat uns von klein auf beigebracht, den Darm daran zu hindern, sich
so oft wie möglich zu entleeren. Deshalb warten wir im Allgemeinen
ab, bis der Ruf der Natur überwältigend ist, bevor wir uns zur Toilette
begeben.

128

Um die Defäkationsreaktion wieder einzuüben, müssen wir diese Gewohnheit ändern. Achten Sie nach jeder Mahlzeit einen Moment lang darauf, ob Sie irgendwie einen Stuhldrang oder nur ein Völlegefühl im Mastdarm verspüren. Sie sollten jedes Mal zur Toilette gehen, wenn sich auch nur der leichteste Drang zu einer möglichen Darmentleerung ankündigt, selbst wenn Ihnen das auftretende Gefühl viel zu schwach erscheint. Bleiben Sie auf der Toilette, warten Sie, setzen Sie die Unterleibsmuskeln ein und versuchen Sie, etwas zur Ausscheidung zu bringen, auch wenn es noch so wenig ist. In der Hocke geht das besser als im Sitzen, denn dabei geht der Stuhlgang leichter ab.

Lassen Sie in diesem Training nicht nach; gleichzeitig sollten Sie bei der atoxischen Kost bleiben, Laktobakteriennahrung zuführen und ein intensives Übungsprogramm durchführen. Dadurch werden Sie allmählich einen Punkt erreichen, ab dem Sie ohne große Mühe an den meisten Tagen mindestens zweimal Stuhlgang haben.

Akute Beschwerden

Im Kapitel »Reinigung von Verdauungs- und Lymphsystem« haben wir bereits über akute Beschwerden gesprochen und festgestellt, dass ein toxisches Lymph- und Verdauungssystem die Fähigkeit des Körpers beeinträchtigt, mit solchen Zuständen fertigzuwerden. Es ist nicht unsere Absicht, bestimmte Behandlungsmethoden für spezifische Krankheiten aufzuzeigen, sondern Verfahren zu erklären, die die Erholungsfähigkeit des Körpers stärken und ihn so in die Lage versetzen, alle möglichen Beschwerden zu überwinden.

wichtig

Während einer akuten Krankheit sollte man täglich 1–2-mal die Haut bürsten und Einläufe machen. Am besten führen Sie die Bürstenmassage durch, unmittelbar bevor Sie Einläufe machen, und streichen dabei bis zu 4-mal über die ganze Körperoberfläche.

Wer nicht an die Bürstenmassage gewöhnt ist, sollte jeweils nur eine streichende Bewegung ausführen. Durch diesen Druck wird der Lymphschleim gezwungen, in den Dickdarm abzufließen. Sobald ein Einlauf erfolgt, öffnen sich die Kanäle für diesen Abfluss, was in gewissem Umfang zur Entgiftung der Lymphe führt.

Wenn Sie einen Einlauf machen, sollten Sie auf einmal so viel Wasser in den Darm laufen lassen, wie Sie ohne Mühe halten können. Am besten verwenden Sie destilliertes, gereinigtes Wasser oder Quellwasser, denn das Chlor im Leitungswasser tötet die freundlichen Laktobakterien im Dickdarm. Kocht man Leitungswasser 30 Minuten lang in einem offenen Topf, verschwindet das Chlor. Das Wasser für den Einlauf sollte etwa körperwarm sein; ist es zu kalt, meldet sich der Drang zur Ausscheidung schneller.

Wenn Sie das Wasser in den Körper laufen lassen, sollten Sie den Irrigatorbecher nicht zu hoch hängen, denn dadurch fließt das Wasser so schnell in den Körper ab, dass der Drang zur Entleerung sich sofort meldet. Falls Sie dabei flach auf dem Boden liegen, stimmt die Höhe ungefähr, wenn Sie den Behälter an die Türklinke hängen. Sobald der Darm alles Wasser aufgenommen hat, sollten Sie versuchen, es so lange wie möglich zu halten. Sie können auch zwei (oder drei) kleinere Einläufe hintereinander machen. Selbst wenn kein Kot zur Ausscheidung kommt, führen die Einläufe doch zu starken reflexologischen Reaktionen im ganzen Körper und zu einer deutlichen Belebung.

In Zeiten der Bettlägerigkeit sollte die Ernährung auf Lebensmittel, die vollständig frei von mukoidbildender Aktivität sind, beschränkt werden. Da in solchen Zeiten Essen nicht wichtig ist, sollte keinerlei Zwang ausgeübt werden, wenn man keinen Hunger hat. Sobald das Stadium der Bettlägerigkeit vorüber ist, kann man zusätzlich zu Gemüse, Früchten und Sprossen Hirse essen.

Anhang

Im Folgenden findet der Leser und Ratsuchende nicht nur einige Originalzitate von Menschen, die das Darmreinigungsprogramm nach Robert Gray erfolgreich bei sich angewendet haben, sondern auch noch einige nützliche Tipps und Informationen, wo im deutschsprachigen Raum die erwähnten Produkte zu beziehen sind.

Erfahrungen mit der Darmsanierung

»Ihr umfassendes Buch und Ihr Wunder wirkendes Reinigungsprogramm haben mir ein erregendes, neues Gefühl von Gesundheit und Wohlbefinden geschenkt. Meinen herzlichen Dank für Ihr wunderbares Werk!«

L. M., San Mateo, CA

»Ich habe mein ganzes Leben lang unter Gesundheitsproblemen und schlechter Ausscheidung gelitten. Nun mache ich gerade Ihr Darmsanierungsprogramm. Das ist die vollkommenste und gründlichste Methode, die mir je begegnet ist. Meine Ergebnisse sind gut. Ich habe nur einen Monat hinter mir und plane, noch einen zweiten anzuhängen. Bei diesem Programm fehlt alles Unangenehme oder Strenge, und deshalb möchte ich es auch weiterempfehlen. Ich hatte seit dreißig Jahren Schuppenflechte, und sie ist nun schon am Verschwinden.«

N. B. S., Windsor, MS

»Ich habe gerade mit dem Darmreinigungsprogramm begonnen, so wie es in Ihrem ›Darm-Heilungsbuch‹ dargestellt wird, und ich bin

131

sehr erfreut über die schnellen Ergebnisse. Danke für all die Energie, die Sie für die Entwicklung dieses Programms eingesetzt haben!«

J. M., Marysville, OH

»Danke! Danke! Danke für Ihr wunderbares Werk, das ›Darm-Heilungsbuch‹! Ich habe 44 Jahre lang im Tal des Todes verbracht. Nun bin ich im Land der Lebenden. Die Besserung meines Gesundheitszustandes ist enorm. Die Ergebnisse sind wunderbar: 1. bessere Verdauung; 2. Darmkrämpfe wesentlich gebessert; 3. Besserung nach zwei Krampfaderoperationen; 4. Rückfall nach einer Bruchoperation, aber jetzt Besserung; 5. Besserung beim schlimmen Zustand der Nebenhöhlen; 6. Besserung bei Magengeschwüren; 7. Besserung bei Migräne; 8. Muskulatur in besserer und kräftigerer Verfassung; 9. Besserung bei rheumatischer Arthritis – weniger Schmerzen nach 36 Jahren des Leidens. Machen Sie weiter mit Ihrer guten Arbeit! Sie wird allen Kranken helfen.«

M. S., Cleveland, OH

»Für mich ist Ihr ›Darm-Heilungsbuch‹ eines der besten Gesundheitsbücher, die je veröffentlicht wurden. Ich habe andere Bücher zum Thema Dickdarm gelesen, aber Ihres ist das allerbeste. Sie sind der Experte! Ich mache Ihr Reinigungsprogramm nun schon drei Monate lang und habe mit keinem der anderen sogenannten Reinigungsprogramme jemals bessere Ergebnisse erzielt. Ihr Programm hält, was Sie versprechen: Es ist das beste! Ich danke Ihnen nochmals dafür.«

J. F., Green Bay, WI

»Ich möchte Ihnen zu Ihrem ausgezeichneten ›Darm-Heilungsbuch‹ gratulieren. Es fügt meiner Praxis eine ganz neue Dimension hinzu. Dafür danke ich Ihnen sehr.«

P. H., Doktor der Chiropraktik

»Ich habe gerade Ihr ›Darm-Heilungsbuch‹ erhalten und gelesen. Von Ihrem Wissen und dem Programm bin ich ungeheuer beeindruckt, und ich möchte Ihnen dafür danken, dass Sie es uns zugänglich gemacht haben. Im letzten Jahr hatte ich einige erhebliche Schwierigkeiten bei dem Versuch, andere Reinigungsprogramme durchzuführen. Ihr Programm ist genau das, was ich gesucht habe, und es scheint, dass sich ein Traum verwirklicht. Ich danke Ihnen sehr.«

B. D., Holyoke, MS

»Zufällig sah ich eine Anzeige für Ihr ›Darm-Heilungsbuch‹, und ich habe dann das von Ihnen vorgeschlagene Programm durchgeführt. Die Klarheit des Buches, die Einfachheit des Programms und die Resultate sind einfach fantastisch. Mit diesem Brief möchte ich Ihnen dafür danken, dass Sie Ihr Wissen zu diesem Thema mit uns teilen und dieses Programm entwickelt haben. Offensichtlich bin ich zu einem großen Bewunderer Ihrer Arbeit geworden.«

V. M. B., Chicago, IL

»Nachdem ich mit diesem Programm begonnen hatte, empfand ich fast von Anfang an ein Gefühl des Wohlbefindens – ich fühlte mich rundum einfach besser. Ich kann mich nicht daran erinnern, mich jemals so gut gefühlt zu haben.«

M. F., zugelassener Gesundheitspraktiker

»Ich besitze Ihr kleines Werk, das ›Darm-Heilungsbuch‹. Es gefällt mir sehr gut, denn ich bin Kolon-Therapeut, und dies ist die beste Information, die ich je gelesen habe, einschließlich eines Buchs von einem bekannten Arzt.«　*D. S., Phoenix, AZ*

»Zu meiner Freude erhielt ich ein neues Exemplar von Robert Grays ›Darm-Heilungsbuch‹. Ich fand es äußerst faszinierend und informativ. Es ist eine wichtige Ergänzung für die Bibliothek aller Menschen, die daran interessiert sind, ihre persönliche Gesundheit so gut wie möglich zu pflegen. Die Tatsache, dass Robert Gray eine Methode entwickelt hat, mit der jeder seinen Dickdarm selbstständig auf wirksame und ökonomische Weise reinigen kann, stellt einen bedeutenden Durchbruch bei der Suche nach besserer Gesundheit dar.«

F. B., Chapala Jalisco, Mexiko

»Mit diesem Brief möchte ich Ihnen dafür danken, dass Sie das ›Darm-Heilungsbuch‹ verfasst haben. Für dieses wunderbare Werk möchte ich Ihnen meine aufrichtige Hochachtung ausdrücken. Für mich gehört es zu den besten Gesundheitsbüchern, die ich je gelesen habe und die jemals verfasst worden sind (und ich habe eine ganze Menge solcher Bücher gelesen). Vor fast zwanzig Jahren habe ich mir eine krebsähnliche Krankheit zugezogen, nur handelt es sich dabei um eine Pilzerkrankung anstelle von unkontrolliertem Zellwachstum. Sie wissen, was für eine Überlastung Krebs für das Lymphsystem bedeutet. Pilze haben im Grund die gleiche Wirkung. Ich habe gerade mit Ihrem Kräuterprogramm begonnen und fühle mich dabei schon sehr viel besser. Das Einzige, dem ich diese Wirkung zuschreiben kann, ist Ihr Programm.«

E. E., Isla Vista, CA

»Nachdem ich vor Kurzem Ihr ›Darm-Heilungsbuch‹ bestellt hatte, habe ich es sehr gründlich gelesen. Ich war sehr skeptisch, denn ich habe schon vieles ausprobiert, von dem ich gehört habe, und das ist eine ganze Menge. Ich bin 62 Jahre alt, und ich kann mich nicht daran erinnern, jemals normalen Stuhlgang gehabt zu haben. Bei der Lektüre Ihres Buches wurde mir klar, was mein Problem war, und Ihr Kräuterreinigungsprogramm war einen Versuch wert. Es ist wie ein Wunder: Nach nur einer Woche fühle ich mich wie ein neuer Mensch. Dreimal täglich habe ich gewaltigen Stuhlgang. Ich danke Gott zu jeder Stunde dafür, dass er mir dieses Buch geschickt und mir den richtigen Weg gezeigt hat. Kein anderer wird je die Schmerzen und Beschwerden ermessen, die ich wegen meines trägen und verstopften Dickdarms durchlitten habe. Ich habe nie gewusst, was gute Gesundheit sein kann, aber nun werde ich es erfahren. Gott sei Dank, und Ihnen auch!«

H. H., Ridgeway, VA

Mukoidbildende Wirkung von Nahrungsmitteln und Präparaten[5]

Zur Anordnung der Aufzählung: Der Grad der mukoidbildenden Aktivität nimmt von oben nach unten ab; ganz oben stehen die hochgradig mukoidbildenden Nahrungsmittel, ganz unten diejenigen, die frei von Mukoidbildung sind (siehe auch das Kapitel »Das Mukusproblem«).

- Kuhmilch und alle daraus hergestellten Produkte
- Fleisch und Fleischprodukte (auch Fisch, Geflügel, Eier) – Ziegenmilch
- Sojabohnen und Sojaprodukte (Tofu usw.)
- Protein- und Hefepulver/-tabletten
- Hülsenfrüchte – Buchweizen
- Getreide (außer Hirse) und Getreideprodukte
- Präparate zur Nahrungsergänzung (Vitamine, Mineralstoffe, Enzyme usw.)
- Ölsaaten (Nüsse, Samen, Kerne) – Hirse
- Honig (je nach Sorte)
- Kartoffeln (Schälkartoffeln)
- Sprossen und Keime (nach mehreren Tagen)
- Gemüse und Obst (unbehandelt)

---

[5] Bei dieser Liste (nach Kapitel »Das Mukusproblem«) fällt auf, dass sie im Großen und Ganzen der entsprechenden Liste säurebildender Nahrungsmittel (Azidosebildung) entspricht (Anm. d. Ü.).

Anwendungstabelle

Dosie-rungs-ebene	Anzahl der Teelöffel (jeweils gestrichen voll) mit Massebilder pro Einnahme	Anzahl der Kräuter-krafttab-letten pro Einnahme	Anzahl der Ein-nahmen pro Tag	Mindest-anzahl der Tage auf dieser Do-sierungs-ebene	Datum, an dem Sie mit dieser Ebene begannen
Verträg-lichkeits-test	2	keine	2	3	
A	1	keine	1	3	
B	1	keine	2	3	
C	2	keine	1	3	
D	2	½	1	3	
E	2	½	2	3	
F	2	1	2	14	
G	2	1	4	14	
H	2	2	4	21	
I	2	3	4	ohne Be-grenzung	

Wichtig: Pro Teelöffel Massebilder einen Viertelliter Flüssigkeit trinken!

Da die Produkte aus getrockneten, sehr fein pulverisierten Pflanzen bestehen, lassen sie sich nur schwer in Flüssigkeit einrühren. Wir empfehlen deshalb, die gewünschte Menge des Pulvers mit (wenig) Flüssigkeit in ein Schraubdeckelglas oder einen Schüttelbecher zu füllen und ein paar Mal zu verschütteln. Ein überaus einfaches und effizientes Mischungsverfahren!

Darmreinigung auf einen Blick

A. Durchführung der Darmreinigung

1. Beginnen Sie immer beim Verträglichkeitstest (auch nach über 3 Wochen Pause bei der Darmreinigung; bei kürzeren Pausen 1 bis 2 Ebenen zurück)
2. Im Normalfall – also bei guter Verträglichkeit – nach 3 bis 5 Tagen sofort weiter zu Dosierungsebene E
3. Bei Unverträglichkeit: sofort aufhören, 3 Tage warten, neuer Start auf Ebene A; dann weiter mit B, C und D
4. Auf jeder Ebene so lange bleiben, wie angemessen (die Zahl der angegebenen Tage ist das Minimum!)
5. Zuletzt bis zum Abschluss des Programms auf Ebene I bleiben
6. Abschluss des Programms: zuerst Kräuterkrafttabletten, dann innerhalb von 3 bis 5 Tagen Massebilder absetzen; Übergang zu Laktobakteriennahrung (und Rejuvelac) nach Belieben

(Anmerkung zur Neuausgabe des Buches: Nach den Erfahrungen mitteleuropäischer Verbraucher führte der [sehr massive] Verträglichkeitstest in nicht seltenen Fällen zu Verstopfungen. Da das eigentliche Reinigungsprogramm wesentlich schonender beginnt, empfehlen wir, den Verträglichkeitstest wegzulassen. Für den Fall einer – sehr seltenen – Unverträglichkeit oder von Reinigungsreaktionen verfügt die Firma Döring, siehe Anhang, Seite 144, über zahlreiche individuelle Tipps, die dort kostenfrei erfragt werden können.)

B. Wichtige Punkte bei der Einnahme

1. Pro Teelöffel Massebilder einen Viertelliter Flüssigkeit trinken (Massebilder am besten in die Flüssigkeit einrühren); danach Kräuterkrafttabletten mit Flüssigkeit einnehmen (je nach Ebene)
2. Geeignete Flüssigkeiten: reines Wasser, naturreiner Apfelsaft (keine Zitrussäfte)
3. Massebilder und Kräuterkrafttabletten immer zur gleichen Tageszeit einnehmen!

4. Einnahme eine Stunde vor oder nach Mahlzeiten
5. Keines der drei Präparate durch etwas anderes ersetzen
6. Bei stark von der Norm (60 kg) abweichendem Gewicht Dosierung entsprechend ändern

C. Fortschritte bei der Darmreinigung und deren Kontrolle

1. Fortschritte durch Beobachtung von Stuhlhäufigkeit, Stuhlmenge und Reinigungsreaktionen kontrollieren
2. Bleiben Sie auf der Ebene mit der größten Zunahme von Stuhlhäufigkeit und -menge (ohne Reinigungsreaktionen)
3. Bei zu schnellem Übergang auf eine höhere Ebene auf die darunterliegende Ebene zurückgehen; dort mindestens so lange bleiben, bis die Gesamtdauer auf dieser Ebene doppelt so lang ist wie bisher
4. Für alle, die Ebene A bis D durchlaufen haben, gilt: von E an mindestens so lange auf jeder höheren Ebene bleiben, wie die Durchschnittsdauer auf den Ebenen A bis D war
5. Bei Problemen mit Verstopfung (auf höheren Ebenen): »Mögliche Reinigungsreaktionen« im Kapitel »Die praktische Durchführung des Reinigungsprogramms« lesen

Register

141

Bestelladressen und Informationen

Einen Bestellschein mit Preisliste und eine Broschüre zur Darmreinigung nach Robert Gray erhalten Sie bei:

Europa Center Robert Gray
Inhaber Frank Döring
Elisagracht 91
NL-6465 CZ Kerkrade
Tel. Deutschland: 0 75 63/88 28
Fax Deutschland: 0 75 63/88 27
E-Mail: kontakt@darmreinigung.info
Internet: www.darmreinigung.info

Döring Natürliche Produkte
Irmgard & Kerstin Döring GbR
Von-Heyden-Straße 6
D-93105 Tegernheim
Tel.: 0 94 03/96 77-0
Fax: 0 94 03/96 77-10
E-Mail: info@natuerliche-produkte.com
Internet:
www.natuerliche-produkte.com

Hersteller:
Holistic Horizons
8154 Belvedere Ave.
USA-Sacramento, CA 95826
Tel.: 0 01/9 16-7 13-42 99
Fax: 0 01/9 16-7 13-42 95

Darmreinigung nach Robert Gray

Der intelligente, sanfte Weg zum reinen Darm und zur gesunden Darmflora

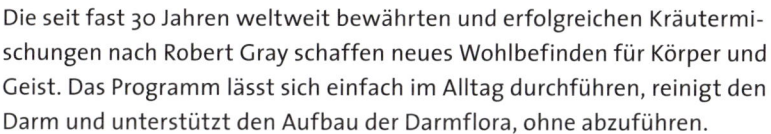

Die seit fast 30 Jahren weltweit bewährten und erfolgreichen Kräutermischungen nach Robert Gray schaffen neues Wohlbefinden für Körper und Geist. Das Programm lässt sich einfach im Alltag durchführen, reinigt den Darm und unterstützt den Aufbau der Darmflora, ohne abzuführen.

Die Komponenten des Programms bestehen aus drei Mischungen von schonend getrockneten Kräutern und Pflanzenteilen. Die Qualität entspricht den strengen Richtlinien der US-amerikanischen FDA (Food and Drug Administration):

- Massebilder Normal und Spezial in Pulverform
- Kräuterkrafttabletten in Form von Presslingen
- Laktobakterien-Nahrung in Pulverform

Für eine Grundreinigung über etwa 3 Monate benötigen Sie den Inhalt des Gesamtpacks Normal. Für eine sehr sanfte Anwendung empfehlen wir das Gesamtpack Spezial mit dem für empfindliche Magen-Darm-Trakte entwickelten Massebilder Spezial.

Gerne senden wir Ihnen detaillierte Informationen. Schreiben Sie uns oder rufen Sie uns an. Wir beraten Sie gerne und kompetent.

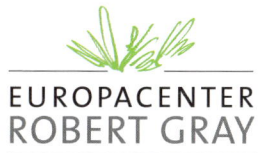

EUROPACENTER
ROBERT GRAY

Europa Center Robert Gray, Elisagracht 91, NL-6465 CZ Kerkrade
NL-Tel. + 31 / (0) 45 / 5 41 07 71, D-Tel. + 49 / (0) 75 63 / 88 28, D-Fax + 49 / (0) 75 63 / 88 27
kontakt@darmreinigung.info, **www.darmreinigung.info**

IMPRESSUM

Liebe Leserin, lieber Leser,
hat Ihnen dieses Buch weitergeholfen? Für
Anregungen, Kritik, aber auch für Lob sind wir
offen. So können wir in Zukunft noch besser
auf Ihre Wünsche eingehen. Schreiben Sie uns,
denn Ihre Meinung zählt!

Ihr TRIAS Verlag

E-Mail Leserservice:
kundenservice@trias-verlag.de

Adresse:
Lektorat TRIAS Verlag, Postfach 30 05 04,
70445 Stuttgart
Fax: 0711/8931 - 748

Programmplanung: Sibylle Duelli

Redaktion: Elmar Klupsch, Stuttgart
Bildredaktion: Christoph Frick

Übersetzung aus dem Amerikanischen
Wolfgang Höhn

Umschlaggestaltung und Layout:
CYCLUS-Visuelle Kommunikation

Bildnachweis: Umschlagfoto: Getty Images
Fotos im Innenteil: Getty Images: S. 3;
Fotolia: S. 7, 45, 89
Zeichnungen: Angelika Brauner,
Hohenpeißenberg: S. 16, 33, 40, 41

Amerikanischer Originaltitel: *The Colon Health
Handbook* by Emerald Publishing, Reno, Nevada

Copyright © 1980, 1982, 1984, 1985, 1986,
1990 by Robert Gray

Deutsche Erstausgabe: Droemersche Verlags-
anstalt Th. Knaur Nachf., München,
1995 (März 2000)

3. korrigierte Auflage

© 2011, 2015 TRIAS Verlag in MVS Medizin-
verlage Stuttgart GmbH & Co. KG
Oswald-Hesse-Straße 50, 70469 Stuttgart

Printed in Italy

Satz: Fotosatz Buck, Kumhausen
gesetzt in: Indesign CS4
Druck: L.E.G.O. S.p.A., Vicenza

Gedruckt auf chlorfrei gebleichtem Papier

ISBN 978-3-8304-8325-0   1 2 3 4 5 6

Auch erhältlich als E-Book:
eISBN (PDF)   978-3-8304-8326-7
eISBN (ePub) 978-3-8304-8327-4

Bibliografische Information
der Deutschen Nationalbibliothek
Die Deutsche Nationalbibliothek verzeichnet
diese Publikation in der Deutschen Nationalbib-
liografie; detaillierte bibliografische Daten sind
im Internet
über http://dnb.d-nb.de abrufbar.

Wichtiger Hinweis:

Wie jede Wissenschaft ist die Medizin ständigen Entwicklungen unterworfen. Forschung
und klinische Erfahrung erweitern unsere
Erkenntnisse. Ganz besonders gilt das für
die Behandlung und die medikamentöse
Therapie. Bei allen in diesem Werk erwähnten
Dosierungen oder Applikationen, bei Rezepten
und Übungsanleitungen, bei Empfehlungen
und Tipps dürfen Sie darauf vertrauen: Autoren,
Herausgeber und Verlag haben große Sorgfalt
darauf verwandt, dass diese Angaben dem
Wissensstand bei Fertigstellung des Werkes
entsprechen. Rezepte werden gekocht und
ausprobiert. Übungen und Übungsreihen haben
sich in der Praxis erfolgreich bewährt. Eine
Garantie kann jedoch nicht übernommen werden. Eine Haftung des Autors, des Verlags oder
seiner Beauftragten für Personen-, Sach- oder
Vermögensschäden ist ausgeschlossen.

Die Low-FODMAP-Diät: Den Übertätern auf der Spur

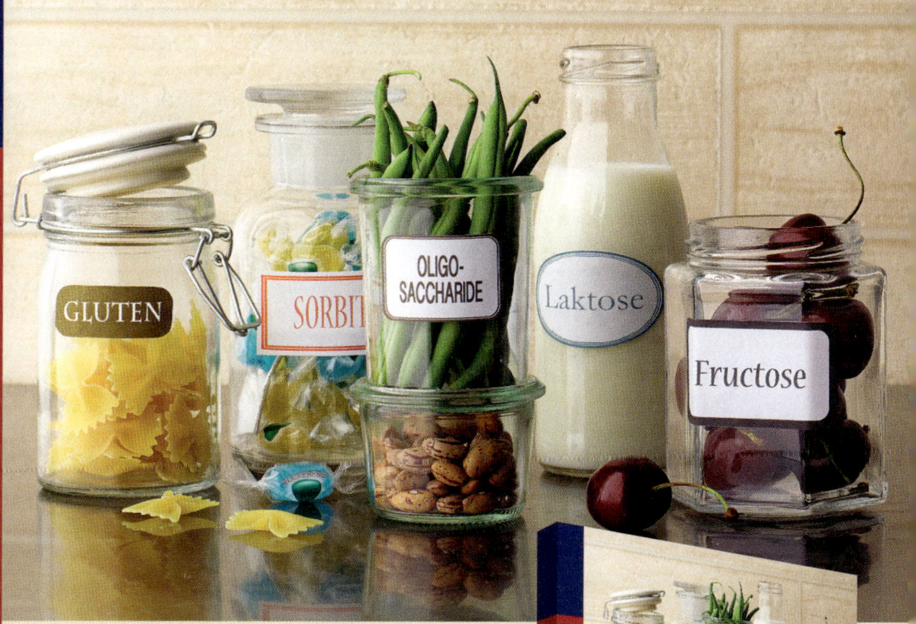

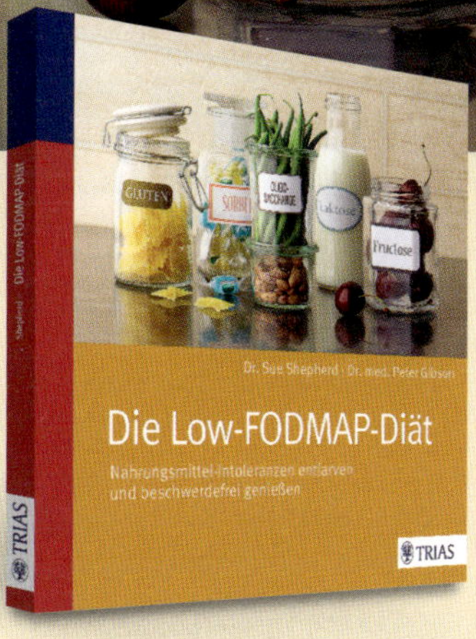

▸ HILFE BEI REIZDARM

FODMAPs sind Kohlenhydrate und Zucker-
alkohole, die im Dickdarm vergoren werden und
so für Verdauungsprobleme und andere Beschwerden sorgen. Besonders Menschen mit
Reizdarmsyndrom oder Intoleranzen reagieren
empfindlich auf sie. Die gute Nachricht: Hier
kommt nun endlich das erste Buch zur wissenschaftlich fundierten Low-FODMAP-Diät.

Sue Shepherd
Die Low-FODMAP-Diät
€ 19,99 [D] / € 20,60 [A] / CHF 28,–
ISBN 978-3-8304-8122-5

Auch als E-Book

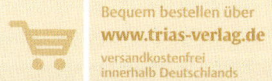
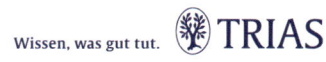

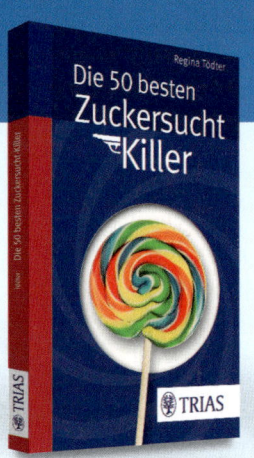
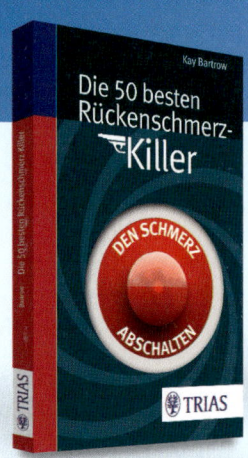

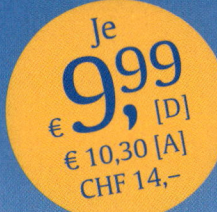
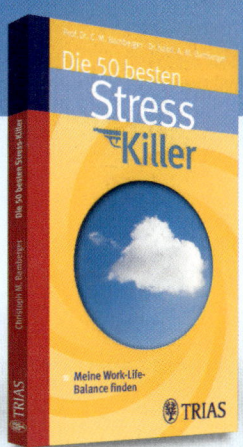
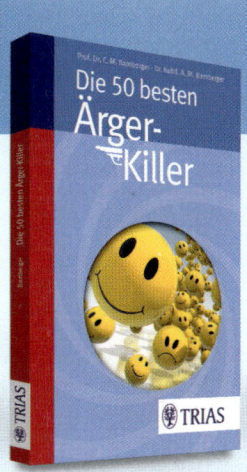
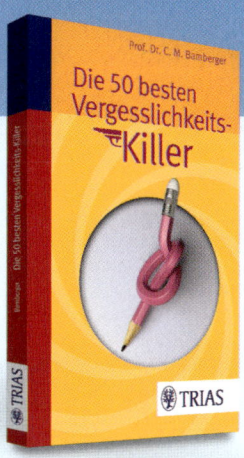